U0390831

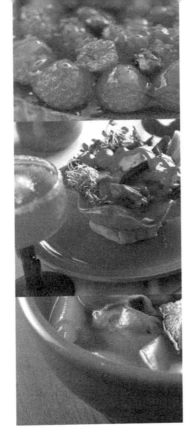
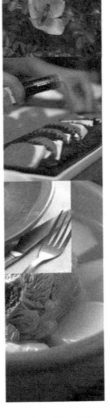

美食百科

主编◎ 王荣泰 陈金伟

新 华 出 版 社

图书在版编目（CIP）数据

美食百科 / 王荣泰，陈金伟主编. ——北京：新华出版社，2015.7

ISBN 978-7-5166-1858-5

Ⅰ.①美… Ⅱ.①王… ②陈… Ⅲ.①饮食营养学—普及读物 Ⅳ.①R151.4—49

中国版本图书馆CIP数据核字（2015）第158743号

美食百科

主　　编：王荣泰　　陈金伟

出 版 人：张百新		选题策划：要力石	
责任编辑：张永杰		封面设计：马文丽	
责任印制：廖成华			

出版发行：新华出版社

地　　址：北京市石景山区京原路8号　　　　邮　　编：100040

网　　址：http://www.xinhuapub.com　　http://press.xinhuanet.com

经　　销：新华书店

购书热线：010-63077122　　　　　　中国新闻书店购书热线：010-63072012

照　　排：尹　鹏

印　　刷：河北鑫宏源印刷包装有限责任公司

成品尺寸：145mm×210mm

印　　张：10　　　　　　　　　字　　数：200千字

版　　次：2015年7月第一版　　　　印　　次：2015年7月第一次印刷

书　　号：ISBN 978-7-5166-1858-5

定　　价：28.00元

图书如有印装问题，请与出版社联系调换：010-63077101

序

梁　衡

　　什么是阅读，阅读就是思考，是有目的的，带着问题看，是一个思维过程。广义地说，人有六个阅读层次，前三个是信息、刺激、娱乐，是维持人的初级的浅层的精神需求，后三个是知识、思想、审美，是维持高级的深层次的精神需求。

　　一个经济体量巨大的国家，应该有与之相匹配的阅读生态。"一个不读书的民族，是没有希望的民族。"遍观周遭，浅阅读、碎片化阅读盛行，深阅读、慢阅读成为稀见之事。物质的繁荣替代不了精神的丰富，浅阅读也构建不起基础牢固的精神世界。人要多一些含英咀华来涵养自己。读文学，可以陶冶情操，滋养情怀；读历史，可以鉴古知今，明得失，知兴衰；读哲学，可以把握规律，增长见识。

　　心理学研究表明，一个人的思想意识、行为方式的养成，需要经历服从、认同、内化三个阶段。习近平总书记这样谈读书的作用："读书可以让人保持思想的活力，让人得到智慧启发，让人滋养浩然之气。"在今年的《政府工作报告》中，李克强总理说："阅读作为一种生活方式，把它与工作方式相结合，不仅会增加发展的创新力量，还会增强社会的道德力量。"阅读对于每个人来说，都会持续释放出个人潜在的极大力量。

《中国剪报》创办 30 年的历程，记录着社会进步，文化发展的变迁，也是 30 年来社会阅读精神史的记录。

《中国剪报》经新闻出版署正式批准于 1991 年元旦创刊，在全国率先开发报刊信息资源、服务经济建设。次年 5 月，《中国剪报》编辑部迁至北京。

30 年来，《中国剪报》始终坚持"集千家精华，成一家风骨"的办报宗旨，立足主流媒体，把握正确导向，传递有效信息，传播适用知识，面向中老年读者。共刊发文章 30 万篇，文字总量 1.5 亿，发行总数达 16 亿份。为了适应中青年读者的需要，中国剪报社在 2005 年又创办了面向全国发行的《特别文摘》杂志。

《中国剪报》和《特别文摘》十分重视与读者互动，广泛征求读者对报刊的意见建议，自 1992 年以来已连续举办 23 届读者节活动，共投入资金 240 万元，参与人数达 45 万人次，获奖人数达 3.4 万，受到读者的普遍好评。中国剪报社还主动承担企业的社会责任，积极支持公益事业，先后在中国共产党早期领导人瞿秋白的纪念馆竖立"觅渡、觅渡、渡何处"的巨石文碑，在江西井冈山和云南大理捐建希望小学，向灾区捐款献爱心等，受到各界人士好评。社长王荣泰被中国报业协会授予"中国杰出报人奖"，报社荣获"中国报业经营管理奖"。

今年适逢《中国剪报》创办30周年。30年来我一直是这张报纸的读者、作者和朋友，见证了她的成长。现在，报社从《中国剪报》和《特别文摘》中精选出了近3000篇文章，编辑两套丛书共16本，既有经典美文，也有平凡故事；既有读史新见，也有百科揭秘；还有生活之道，健康智慧，等等。作为编辑部回报读者的礼物，也是向社会上所有关心过本报的人们的汇报。目前，"书香中国""全民阅读"正方兴未艾。期望这两套丛书能为每个人的精神成长、社会文明增添新助力，贡献正能量。

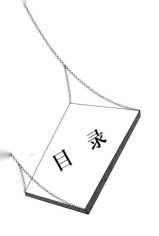

目 录

1

3

饮食健康

6

7

后记

饮食选购

如何挑选全麦面包

目前市场上很多所谓的全麦面包使用的全麦面粉大多已先打掉麸皮、胚芽，仅剩胚乳磨成面粉后，再回掺麸皮组合而成，这样营养素已经少了很多。

为了节省成本，有些商家会压低全麦面粉含量，成为名不副实的全麦面包，外观上却不易辨识。中华谷类食品工业技术研究所研究员王文华认为，挑选全麦面包有7大原则：

1. 有适当的柔软度，不是咬许多下还吞不下去的。

2. 吃起来应该是愈嚼愈香，有淡淡的甜味。

3. 把全麦或杂粮面包静置在纸上，如果出现油光，表示油量过高，也不是好产品。

4. 可以直接观察麸皮的含量多寡，如果全麦面粉比例过低，面包就会太柔软、没有嚼劲，缺乏纤维的口感。

5. 外观新鲜，而非干干的。

6. 避免购买膨胀但拿起来没什么分量的全麦面包，通常全麦面粉的比例高时，面团会比较重。

7. 还可以从营养标签上看面包的配料成分。原料比重越高，排序越靠前。如某全麦吐司标示如下：面粉、糖、植物性油脂、发酵液、麦芽、酵母、胚芽、麸皮、香料。其中并没有标示使用全麦面粉，而是另外添加胚芽及麸皮，这就不是全麦面包。

科学食用莴笋

1.许多人吃莴笋时总是把叶子扔掉，其实莴笋叶子的营养远远高于莴笋茎。莴笋叶可做生菜食用，宜于凉拌，调以酸辣味。2.莴笋怕咸，盐要少放才好吃。3.焯莴笋时一定要注意时间和温度，焯的时间过长、温度过高会使莴笋绵软，失去清脆口感。4.莴笋下锅前挤干水分，可以增加脆嫩感。但从营养角度考虑，不应挤干水分，否则会丧失大量的水溶性维生素。

浓缩营养的水果干

乌梅　乌梅味道酸涩，余味甘甜，质地干硬。经常食用乌梅可以改善人的酸性体质。乌梅可用来煮茶或熬制酸梅汤。

李子干　是由黑皮李子干制而成的。这种李子通常要比其他季节的李子晚熟一些。干制后外表颜色乌黑油亮，口感润泽甘甜。李子干适合与猪肉搭配烹调或在甜点中作为辅料使用。

杏干　是由新鲜的杏风干而成的，颜色多为橙红色或橙黄色，味道甘甜，酸度适中。杏干可直接食用，也可作为八宝粥的配料。

蜜枣　是选用核小肉厚、皮薄汁少的枣，经过糖水熬煮后烘干而成的。蜜枣可用来煲汤、煮粥或作为果脯直接食用。

柿饼　柿饼柔软、清香，适合切碎与其他原料一起做甜点或当作零食直接食用。

葡萄干　葡萄干中浓缩了多种营养成分，其中的葡萄糖对心肌有营养的作用，有助于冠心病患者的康复。但是由于葡萄干含糖量较高，糖尿病患者忌食。葡萄干适合与其他原料一同熬煮八宝粥或做甜点，也可以当作零食直接食用。

无花果干　无花果是一种营养丰富的水果，经过干制后，其中的精华得到了浓缩。无花果中丰富的氨基酸可以帮助人体消除疲劳、迅速恢复体力。无花果干适合煲汤或煮粥。

烧烤火候有讲究

通常为中火烤肉，小火烤海鲜，微火烤蔬菜。大部分食物的加热时间，也各有不同，不妨根据以下分类来烧烤食物。

加热即食：烤火腿肠、牛板筋、棒鱼片、鳗鱼。

烤熟、变色：烤鲜牛肉、上等牛舌，烤腌牛舌、酱牛里脊、韩式牛肉、胸叉肉，烤牛肩峰等。

六七成熟：雪花牛肉、生牛里脊、生牛排、酱牛排，烤 A 级牛肉、特级牛小排、香草牛排、酱香腹肉，烤明虾，盐烤草虾，烤扇贝等。

八九分熟：七骨羊排、羊腿切片，烤羊纽约克、上等肥牛，烤鱿鱼，盐烤银鳕鱼等。

全熟：烤鸡翅，烤鸡胗、辣鸭脯肉、辣五花肉，烤猪颈肉、梅心肉，烤多春鱼和各种菌类、蔬菜类等。

慧眼巧鉴营养品

燕窝：燕窝有白燕、血燕和毛燕三种，其中白燕呈纯净的白色，质量上乘；血燕呈褐色，有的会有血迹；毛燕色泽黯淡，有的会夹有黑色绒毛。真品燕窝呈不规则的半圆形，摸起来干硬发脆，断面呈黄白色或灰白色，对着光看为半透明状；而假燕窝一般呈半球状，断面呈粉白色，对着光看不透明。真燕窝内部的纹路像丝瓜络，而假货内部则呈渣滓状。用水浸泡后，真品晶莹剔透，柔软有弹性；而假货则松散如海绵，色泽黯淡无光。

人参：人参中只有野山参是珍贵药材，鉴别时可以着重考察其皮、须、纹等方面。一般说来，野山参的皮质较老，呈黄褐色，质地紧密有光；如果皮嫩色白，则不是真正的山参。野山参的须子长而韧，上面缀有小米状的疙瘩（即所谓的"珍珠点"）；如果须子脆嫩，颜色发白，那就不是纯正的山参。野山参毛根的上端长着细密规则的螺丝状横纹，相比之下，假山参的横纹则显得粗糙而无规则。在购买时，您还应该注意参体上有没有霉变、虫蛀和损伤等。如果可以的话尝一尝味道，苦中带甜的为真品，而口感酸涩、麻辣的则是假货。

西洋参：进口西洋参呈土黄色，参肉呈黄白色，横纹细密紧致；表皮细腻，断面平滑，有细细的菊花状纹理；闻一闻气味香甜，略带苦味，尝起来口感清爽。国产西洋参根头上的横纹稀少，纵纹深重，表皮坚硬，断面不平滑，没有菊花状纹理；香气很淡，味道偏于苦涩，口感发涩且有些黏舌。

海参知识问答

野生海参和养殖海参的营养价值哪种高？野生海参和养殖海参所含的营养成分是一样的，只是含量稍有不同。这是因为海参养殖与鱼虾不同，鱼虾可喂投人工饲料，长得快；而海参目前国内人工饲料尚未研究成功，海参必须以天然海藻为食，是唯一无胆固醇的动物。

活海参和水发海参哪种更有营养？一般认为，吃海鲜都是活的营养价值大，但海参不一样，活海参大部分为胶质，营养成分被包围在胶质中，不易被人体吸收，其吸收率仅为5%左右。水发海参是海参干制后，经过物理技术处理，已打破细胞壁，其营养成分人体吸收好。

什么是海参的参龄？参龄就是海参的年龄，一般商品参的参龄为3～5年，海参参龄最长的为8～10年，超过10年的一般就自动溶化于大海之中。

为什么市场上有些海参是白色的，有些是黑色的？海参本身的颜色实际是不一样的，作为商品参的颜色不同，是因为加工方法不同所致。白色的海参是用传统的加工方法，加入草木灰自然晾干后形成的。而黑色参分两种情况：一是正品参，是由设备进行真空冻干而成；二是劣质参，是加盐后再加黑色染料染制而成。价格在几百元一斤的海参，一般不能食用。

一斤干参是由多少鲜活海参加工而成？一般说，25斤左右活海参能加工一斤白色的一级盐参，所以，价格在2000元以下的海参一般都是掺了多遍盐或其他杂质的劣质参。

选购海参大的好，还是小的好？海参生长年限越长，个头越大，营养越丰富，价值越高。

红酒品尝之道

准　备

红酒平着储放，软木塞浸泡日久会分解、产生木屑。饮用前一天要直立，让木屑沉淀到瓶底。注意看，红酒的瓶底向中间凸起，这设计不是为了好拿酒瓶，而是要让木屑沉淀到凹沟。喝红酒不可以加冰，也不能像香槟放在冰桶里，最适当的饮用温度是10~14摄氏度。

试　酒

先看酒的成色。为了正确观察，把杯子放在白色背景的前方，微微向外倾斜酒杯。注意看是否有木屑或杂质，同时观察酒的颜色。咖啡色，坏了；紫红色，酒的年纪很轻；暗红色，外围带褐黄色，好酒。

再就是闻酒的味道。将杯口整个罩住鼻孔深呼吸。高级的红酒闻起来味道很"厚"，让人感觉它很浓很复杂。接着试饮，浅浅一口，含在口中，用舌尖将酒液推向口腔的四周尽可能让所有味觉细胞都感受一下。

醒　酒

红酒开瓶以后，看酒的类型、品质，以及成熟程度，先静放15分钟至1个小时，让它与空气"呼吸"进行化学作用。假如没有耐性，可以直接倒进酒杯（依国际标准，不要超过杯子容量的三分之一），甚至晃动酒杯，加速酒与空气接触的概率。

品　酒

昂贵的、好的红酒是艺术品，不要"喝"，而是"品"。每次品之前，先晃动酒杯，再用鼻子深吸一下，然后浅尝一口，让酒液在口腔保留一段时间，之后才咽下去。

注意，喝酒前请先将嘴巴擦干净，否则杯上将留有唇印。喝葡萄酒请勿干杯一口喝完。此外，喝红酒不应加雪碧或柠檬，这会破坏红酒原来的味道。摇着酒盅一杯一杯地比酒量不是红酒的喝法。

吃西餐：特殊情况巧处理

塞牙或异物入口时

如果你的牙缝中塞了蔬菜叶子或沙粒式的东西，不要在餐桌上用牙签剔，可以喝口水试试看；如果不行，就去洗手间处理。

如果遇到不好吃的食物或异物入口时，必须注意不要引起一起吃饭的人的不快，但也不必勉强把不好的东西吃下去。最好的方法是用餐巾盖住嘴，赶紧吐到餐巾上，让服务员来换块新的餐巾。如果食物中有石子等异物时，可用拇指和食指取出来，放在盘子的一旁。万一有只虫子从你的沙拉中爬出来，也要心平气和地要求换掉，只要和主人或服务员使个眼色就可以，千万不要大吵大闹或是站起来说，让所有人都知道以至于都不敢吃了。

在餐桌上弄洒了东西怎么办？

如果在餐桌上泼洒了东西，做主人的要叫服务员来清理你弄脏的地方，万一不能清除干净，他会给你再铺上一块新的餐巾，把脏东西盖住，然后再上一道菜。

如果你的座位弄上了大量的污渍，就向主人再要一块餐巾盖在弄脏的地方，同时向主人和其他客人表示道歉。

刀叉掉到地上怎么办？

如果用餐的时候，刀叉不小心掉在地上，如果弯腰下去捡，不仅姿势不雅观，也会弄脏手指。不妨先轻唤服务生前来处理并给你更换新的餐具。

鹌鹑蛋、鸡蛋哪个适合你

鸡蛋、鹌鹑蛋中蛋白质、脂肪、碳水化合物的含量基本相同。由于鹌鹑蛋的价格比鸡蛋贵，而它们的营养成分又相差不大，所以日常生活中不妨以鸡蛋为主。

当然，对不同的人群还是可以区别对待的。比如6岁以下的幼儿，可以选择吃鹌鹑蛋，每天3～4个为宜（3～4个鹌鹑蛋相当于一个鸡蛋），因为同样重量的鹌鹑蛋中磷脂的含量高些，有助于孩子的大脑发育。中小学生学习负担重，用眼比较多，可以选择吃鸡蛋，鸡蛋中维生素A含量高，它对视力发育有利。老年人不宜吃鹌鹑蛋，因为其中所含的胆固醇高。

你适合哪种食用油

橄榄油 优：人们认为橄榄油能降低患心脏病和乳腺癌风险，因为这种油中的大量单不饱和脂肪酸能降低胆固醇水平。另外，初榨橄榄油富含天然植物抗氧化剂。劣：橄榄油中饱和脂肪酸含量非常高，食用过多将会大大增加每天卡路里的摄入量。

亚麻油 优：亚麻油比其他油的欧米伽3含量都要高，经常食用有助于降低胆固醇水平。劣：亚麻油不适合烹饪。如果你不将它保存在凉爽、黑暗的地方，它就会被氧化变质。亚麻油的价格相对较高。

菜子油 优：菜子油含有的饱和脂肪酸比其他油都要低，但所含的欧米伽3水平是橄榄油的10倍，而且经得起高温加热。劣：它的味道非常柔和，但并不适合做沙拉的调料和酱汁。

棕榈油 优：棕榈油含有维生素 E 和胡萝卜素，研究显示，这些物质有助于保护我们免受自由基的侵扰。劣：棕榈油中饱和脂肪酸占85%，和橄榄油一样不能多吃。

葵花子油 优：葵花子油的价格相对便宜，还是维生素 E 的上好来源，食用不需太多就能满足你每天的需要，而且它包含的多不饱和脂肪酸有助于降低胆固醇水平。劣：如果经常食用这种油，你还需要从其他来源摄入足够的欧米伽3脂肪酸。

核桃油 优：核桃油以单不饱和脂肪酸为主，它还含有一些欧米伽3，但是数量比不上菜子油。味道非常浓烈，调制食品和沙拉酱只需少量即可。劣：核桃油价格很贵，而且在高温下它的香味会变淡。这种油变质很快，不能大量储存。

山药巧食用

山药蒸、煮、烤、炒、焖皆可，营养比较稳定。烹调前须先去皮，因为去皮时会分泌黏液，手接触会发痒，可套上塑胶手套，用竹片或丝瓜瓤去除外皮，也可先蒸或煮5分钟，晾凉后就好去皮了，山药变烂皮就不好去了。山药可放在阴凉通风处保存。山药如放冰箱容易被冻伤，放外面如受热易长白点，若发现长了白点要切掉，但不宜用铁质刀具。如山药切后还想保存，将切口处用火烤一下，可延长保存的时间。

吃玉米的几大误区

误区1：白水煮　一般人煮玉米，就是把玉米扔在水里一煮就完事了。其实，这样并不科学。煮玉米的时候，应该先加一点点碱，1克左右。这是为了分解玉米中的烟酸，因为烟酸有很好的防治皮肤病的作用，但玉米中的烟酸不易被人体吸收，如果加点儿碱就可以把烟酸分解成能够被人体吸收的成分了。

误区2：择叶须　人们通常会把玉米的叶子和须都择干净了才煮，其实这是完全没必要的。煮玉米的时候最好带几片叶子，因为玉米叶子中含有一种成分叫多糖，有预防癌症的功效。

误区 3：煮开花　煮玉米不要把玉米煮开花，只要煮熟就好，这样不仅有效地保留了玉米本身的维生素，吃起来口感也不错。

误区 4：不吃芽　好多人吃玉米时不注意，将一些玉米胚芽留在了玉米棒上，只吃了玉米粒。这玉米的胚芽才是好东西，含有不饱和脂肪酸，所以千万不能丢掉。

科学食用带鱼

1. 带鱼表面有一层银白色的油脂，它含有一种抗癌成分，能有效治疗急性白血病及其他癌症，清洗时不可用力刮洗。

2. 煎炸带鱼不可清炸，要给带鱼裹上面糊或蛋液，再下锅油炸至熟，可避免带鱼表面银白色油脂的流失。

3. 油炸带鱼的火候：应先用大火炸，锁住带鱼的表层，再用小火慢炸，使之炸熟炸透。

4. 选购时，以体宽厚、眼亮、体洁白且有亮点呈银粉色薄膜的带鱼为优；如果鱼体颜色发黄、无光泽、有黏液、肉红鳃黑、破肚为劣质带鱼，不宜食用。此外，患有疮、疥的人少食带鱼为宜。

罐头 ≠ "垃圾食品"

很多消费者认为"罐头食品的营养不高，都含有防腐剂"，是垃圾食品。中国农业大学食品安全系副教授范志红表示，罐头食品不是"垃圾食品"。

罐头食品不含防腐剂 范志红说，"做罐头的道理很简单。先把内容物充分加热，把微生物全部杀死；同时把包装罐充分加热杀菌；然后把无菌的食物装到无菌的容器中，趁热封口；最后再加热灭菌，冷却后，容器顶隙里面的空气体积收缩，会产生负压，本来封严的瓶子就更打不开了，外面的细菌也不可能进去了。食物自然不会腐败，也就不需要加什么防腐剂。"

罐头食品不缺钾、钙、镁 范志红介绍，罐头的加热温度不超过120度，只有少量游离氨基酸受损失，而蛋白质不怕这个温度的加热。矿物质也不怕加热，钾、钙、镁的含量并不会因为灭菌处理而下降。其实真正怕热的只有维生素，特别是维生素C和叶酸。

罐头鱼含钙是鲜鱼10倍 高温高压加热使鱼骨头变酥、变软，让其中的钙大量溶出。因此，罐头鱼的含钙量比鲜鱼增加了10倍以上，其中的铁、锌、碘、硒等矿物质也没有损失。但范志红提醒，每周吃罐头鱼最好别超过两盒。

常见的三类罐头食品 水果类罐头：主要有菠萝、橘子、桃、苹果、荔枝等。相比新鲜水果，水果罐头主要是破坏了维生素C，同时会增加糖分，因为水果在煮时会变酸。

肉类罐头：主要有猪肉、牛肉和羊肉等系列。代表性产品主要是午餐肉罐头、清蒸猪肉系列。午餐肉采用新鲜猪肉经过腌制，斩拌充填杀菌后制成。相比鲜肉，肉类罐头主要损失B族维生素，少量氨基酸。

水产类罐头：主要有各种鱼罐头，豆豉鲮鱼罐头是目前市场上最受欢迎的产品。相比鲜活鱼类，油炸、油浸型罐头损失B族维生素，低脂肪的鱼类由于油炸而成高脂肪的。水浸型鱼类罐头会损失一部分水溶性维生素。

毛蚶上市勿动"尝鲜"念头

11月正值秋、冬季交替，适逢毛蚶类水产品上市，上海市食监部门提醒市民，对生食水产品要谨慎，这段时间尤其不能生食毛蚶类水产品，谨防甲肝。

据专家介绍，甲肝病毒在水产品中能存活3个月左右，而在一般环境中，它只能存活1个月。生猛海鲜如蛤类、牡蛎、毛蚶、泥蚶和蟹类，这些生物借滤水进行呼吸，可将水中的各类颗粒物截留在消化腺中，积聚在肝脏中，滤过的甲肝病毒进入海鲜肝脏，可以浓缩5~15倍，长期蓄积于体内，仅用开水冲烫，不能杀死甲肝病毒，所以生食这些海鲜，极易引起甲肝发生。

食监专家介绍说，每年秋、冬是毛蚶类水产品上市季节，往往容易成为甲、戊肝的高发期。另外，生的或半熟的海鲜本身就存在细菌，大量细菌及细菌毒素进入人体后，有可能引起急性中毒，还有的海鲜含有特别的细菌，不经过高温无法杀灭。

红花藕宜炖　白花藕宜炒

莲藕微甜而脆，可生食也可做菜，而且药用价值相当高，是上好的食品和滋补佳珍。藕性偏凉，产妇不宜过早食用，一般产后 1 ~ 2 周再吃藕比较适宜。藕生吃清脆爽口，但脾胃消化功能低下、大便溏泄者不宜生吃。加工鲜藕时不要用生铁锅，以防鲜藕变色。为使去皮的莲藕不变成褐色，可将去皮后的藕放在淡醋水中浸泡 5 分钟后捞起沥干，就可使其保持玉白水嫩不变色。炒藕丝时，藕丝通常会变黑，如果一边炒一边加些清水，炒出的藕丝就会洁白如玉。

如何挑选：以藕身肥大、肉质脆嫩、水分多、带有清香的为佳。同时，藕身应无伤、不烂、不变色、无锈斑、不干缩、不断节，顶端的"鹦哥头"越小越好。

提醒：藕分为红花藕与白花藕不同的品种，一般来说红花藕外皮为褐黄色，体形又短又粗，生藕吃起来味道苦涩；白花藕则外皮光滑，呈银白色，体形长而细，生藕吃起来甜。通常炖排骨藕汤用红花藕，清炒藕片用白花藕。另外，还有一种品质一般的麻花藕，外表粗糙，呈粉色，含淀粉较多。

金秋吃"三芋"

菊芋 俗名洋姜，又叫菊姜、鬼子姜。菊芋中含有一种与胰岛素结构非常近似的物质，有助于降低血糖。同时，当人们出现低血糖头晕时，含一块菊芋在嘴里，能够马上得到缓解。在吃法上，生食熟食都各有风味，制成酱菜或洋姜脯，则味道更佳。

魔芋 含有大量的维生素、植物纤维及一定量的黏液蛋白，具有预防动脉硬化和防治心脑血管疾病的作用。吃魔芋还能提高机体免疫力，所含的甘露糖苷和优良膳食纤维有防癌作用，并且能防止便秘和减少肠道对脂肪的吸收。

魔芋可做成各种菜式，如凉拌魔芋芹菜、魔芋炒豌豆、魔芋鸡蛋汤等。但是，魔芋生食有毒，必须煎煮5分钟左右才可食用，每次食量不宜过多。

芋头 芋头是一种很好的碱性食物，它所含的元素中，氟的含量较丰富，具有洁齿防龋、保护牙齿的作用。芋头中有一种天然的多糖类高分子植物胶体，有很好的止泻作用，并能增强人体的免疫功能。

中医认为，芋头有益胃宽肠、通便解毒、补益肝肾等功用。因此，芋头可作为防治癌瘤的常用药膳主食，对乳腺癌、甲状腺癌、恶性淋巴瘤等患者有辅助食疗功效。

芋头既可作为主食蒸熟蘸糖食用，又可以做成芋头牛奶羹、香芋卷等。但要注意芋头一定要烹熟，否则其中的黏液会刺激咽喉，而且不要一次吃得太多。

吃蟹后喝杯生姜红糖水

食品安全专家提醒市民，蟹是一种比较特殊的食物，一般采取蒸煮的烹饪方式最安全，大闸蟹至少要蒸半小时。

醉蟹、生蟹千万不能吃。专家提醒市民：贪食生蟹易感染肺吸虫。肺吸虫的幼虫常常寄生在淡水蟹中，若人生吃或吃了未煮熟的蟹，肺吸虫的幼虫会随之进入人的体内。可侵犯人的肺及肝、脑和腹腔等脏器，引起炎症，严重时可造成器官化脓等损伤。

街头的盐烤蟹、手抓蟹食用时也要适可而止，并当心其卫生状况。上海市疾病预防控制中心专家表示，蟹肉蛋白质含量很高，如果短时间内吃太多可能造成消化吸收障碍，引起蛋白质中毒；对于盐烤蟹和手抓蟹这些加工螃蟹的方式，如果稍不注意，螃蟹没有烧熟煮透，人吃了会引起腹痛腹泻、恶心呕吐等症状。

专家叮嘱市民：采用蒸煮的方式烹调大闸蟹最安全，且要蒸半小时以上。吃螃蟹时，可准备一些生姜末拌在醋碟内，用蟹肉蘸着吃，或者食用蟹肉后喝上一杯生姜红糖水，这样可以预防因蟹肉性寒引起的腹痛、腹泻、呕吐等症状。

十种蔬菜美白肌肤

豌豆：豌豆含有丰富的维生素 A 原，维生素 A 原可在体内转化为维生素 A，起到润泽皮肤的作用。

白萝卜：白萝卜含有丰富的维生素 C。维生素 C 为抗氧化剂，能抑制黑色素合成，阻止脂肪氧化，防止脂褐质沉积。因此，常食白萝卜可使皮肤白净细腻。

胡萝卜：胡萝卜被誉为"皮肤食品"，能润泽肌肤。另外，胡萝卜含有丰富的果胶物质，可与汞结合，使人体里的有害成分得以排出，肌肤看起来更加细腻红润。

芦笋：芦笋富含硒，能抗衰老和防治各种与脂肪过度氧化有关的疾病，使皮肤白嫩。

甘薯：甘薯含大量黏蛋白，维生素 C 也很丰富，维生素 A 原含量接近于胡萝卜的含量。常吃甘薯能降胆固醇，减少皮下脂肪，有助于护肤美容。

蘑菇：食用蘑菇会使女性雌激素分泌更旺盛，能防老抗衰，使肌肤艳丽。

豆芽：豆芽可以防止雀斑、黑斑，使皮肤变白。

丝瓜：丝瓜能润滑皮肤，防止皮肤产生皱纹。

黄瓜：黄瓜含有大量的维生素和游离氨基酸，还有丰富的果酸，能清洁美白肌肤，消除晒伤和雀斑，缓解皮肤过敏。

冬瓜：冬瓜含微量元素锌、镁。镁可以使人精神饱满，面色红润，皮肤白净。

早餐吃点泡菜

我国营养界的泰斗李瑞芬大夫虽年近九旬却身体健朗，她有一个"养生秘方"，就是每天早上吃一点自制的"李瑞芬泡菜"。李家祖传的泡菜与其他泡菜略有不同，却更具养颜和养生价值，而且甜、酸、麻、辣、脆五味俱全。

为什么早餐吃泡菜有好处呢？因为它是早餐补充维生素最好的方法。泡菜是各种蔬菜自然发酵而成的食品，不需要加热，因此不会破坏两种重要的营养素——维生素 C 和维生素 P。此外，泡菜还能供应维生素 A 和维生素 B。

"李瑞芬泡菜"的制作方法如下：首先，选择带脆劲儿的菜作为原料，如黄瓜、圆白菜、萝卜、芹菜、豆角等，红、绿、白搭配，颜色可人；选好蔬菜后，在开水中加入盐、姜、干辣椒和花椒熬煮，制成泡菜水（建议不要加糖、酒）；将泡菜水晾凉后，倒入干净的泡菜坛子，随后将需要泡的菜洗净，控去水分，放入坛内；盖上盖子后，顺着坛子盖的边沿注水，以隔绝空气。

制作泡菜时，沿内的水不能干，还要常换水，这样可以保持菜的脆劲儿；夹泡菜一定要准备专用的筷子；第一批泡菜吃完后，再加新菜时，一定要把剩菜捞出，加冷开水、盐、花椒和干辣椒，才能保持菜的新鲜度和味道；泡菜坛最好放在通风凉爽的地方，时间是春、秋季三四天，夏季约两天，冬季约十五天，如果时间太长或放盐太少的话，味道会偏酸。

做菜放点胡椒

你肯定有过这种经历，饭菜没有多吃，肚子却胀得不得了。大豆、卷心菜、洋葱和苹果等都是让人胀气的"罪魁祸首"。美国《预防》杂志建议，想要摆脱胀气，又不远离这些高营养食物，其实改变一下烹调方式就可以了。

美国癌症研究所的营养师认为，很多人会胀气，是因为他们的消化道不适应高纤维食品，但如果因此而回避这些食物，只会让情况变得更糟。因此，不如面对它们，慢慢把它们加入到你的菜谱中，每周增加一些量，让身体逐渐适应。

如果你还能做到以下六点，就更好了：1. 吃饭时充分咀嚼，以助消化；2. 多喝水；3. 坚持规律化运动，帮助肠道蠕动；4. 如果你吃某种蔬菜或水果容易胀气，试着把它们煮熟或者去皮吃；5. 干豆吃前充分浸泡，然后把水倒掉；6. 使用一些调味品帮助减少食物中的气，比如生姜、茴香、胡椒等。

美味又营养 非"菌"莫属

老人头菇：肉质丰厚、香嫩爽口。含有较多蛋白质、脂肪、碳水化合物及有利于消化的粗纤维，经常食用可帮助消化、增进食欲。益胃、清心、安神，特别含有治疗痔疮、糖尿病的有效成分。烹饪方法：最佳食用方法是作为火锅汤料，也可直接煮、炖、炒、烩等。

滑菇：外形娇小纤细，被誉为"增智菇"。赖氨酸和精氨酸含量特别丰富，能促进儿童的智力发育。脆嫩细滑，味道鲜美。所含的植物纤维能吸收胆汁酸盐、调节胆固醇代谢，促进胃肠的蠕动。烹饪方法：滑菇久煮不烂，适宜凉拌、炒制或煮汤。

羊肚菇：质嫩鲜美，富含维生素、氨基酸，具有健脾开胃、理气化痰、抗衰老之功效。长期食用有降低血压、降低胆固醇的功能。烹饪方法：适宜煮、炒食，或与牛肉一起烹调味道更鲜。

蟹味菇：蟹味菇含磷、镁、钙、钠、铜、硼、锌、铁、锰、铝等多种矿物质。长期食用抗癌、防癌，有提高免疫力、预防衰老的功效。烹饪方法：可素炒或与海味同烹，也可作为火锅涮品。

姬菇：浓浓野味，质地脆嫩。含有蛋白质、糖分、脂肪、维生素和铁、钙等矿物质，所含氨基酸种类十分丰富，长期食用有降低高血压和胆固醇的功能。烹饪方法：可与肉、肝、蛋及芹菜等荤素菜共炒，也可涮火锅，或用开水烫后凉拌，也是饺子馅儿的好选择。

灰平菇：菇肉肥厚，鲜美多汁。含丰富的 B 族维生素和钾、钠、钙、镁、铁、锌等矿物质。所含的不饱和脂肪酸对降低血脂有明显作用。所含的多糖类物质具抗癌作用。此外还含有多种维生素及酶类，对医治慢性肝炎、早期肝硬化有显著疗效。烹饪方法：适宜凉拌或煮食，与土豆同炒有调理慢性胃炎的功效。

杏鲍菇：外形别致，味道醇美，口感清香，有海鲜及干果之味。含丰富糖质和蛋白质。可促进人体对脂类物质的消化吸收和胆固醇的溶解。预防和抑制肿瘤、利尿、健脾胃、助消化。长期食用可以预防心血管疾病、糖尿病及肥胖症。烹饪方法：可直接煮、炖、炒、烩等。

秋蟹上市安全吃

买蟹　买蟹时，用手指或其他物品去逗弄河蟹的眼睛，如果蟹眼马上动了，说明蟹的活力很足。另外，也可以将螃蟹翻个身，如果它能迅速弹转再翻回来，也表明活力很足。需要特别提醒的是，死的大闸蟹是不能买的。

洗蟹　无论用何种方法烹制螃蟹，都可在烹制前把蟹放入淡盐水中浸泡一会儿，待其吐出污水和杂质后，再洗刷干净入锅。

烹蟹　烹制螃蟹要注意数量，应根据人数来确定，做到即蒸即吃，因为剩蟹中的蟹肉十分容易腐败、变质，煮的时间应在20~30分钟之间。

吃蟹　蟹不是任何部位都可以食用的。打开蟹壳时，两侧的灰白色条状、柔软的东西就是蟹的鳃条，上面常常会附着各种污物、寄生虫等；在蟹壳前半部、眼睛下方，呈三角形的则是蟹胃，而一条黑色条状物则是蟹肠，这两个部位内装着蟹的食物和粪便，所以都不能吃。

米饭　蒸比煮有营养

人们通常做米饭都采用煮或蒸的方法，而蒸饭又分为碗蒸饭和捞蒸饭。那么，哪种方法能更好地保存维生素呢？煮饭是将米放入清水中，先用旺火煮开，再用温火煮烂。此时水有溶解作用，所以米汤中存有相当多的水溶性物质，如维生素 B_1、维生素 C 及矿物质如钙、磷等。但由于煮饭时间长，随着水温升高和水分的蒸发，溶于水中的维生素 B_1 会部分逸出，这样就导致了米饭中营养成分的流失。

而蒸饭可以为营养素提供双保险。用带盖的碗，加水上锅蒸，可以保证锅内的水蒸气只在碗周围"盘旋"，无法带走碗内米的营养，这是一道保险。或者把米煮到半熟后，再捞出隔水蒸熟，然后把米汤单独喝掉。这样米汤加热时间不长，营养保存的更多，也是一道保险。但如果将米汤弃而不喝（捞饭），就是大大的浪费了。

此外，白米饭口味单调，我们不妨在里面加点"花样"，制作出风味特别的米饭。如清香扑鼻的绿茶饭，不仅色、香、味俱佳，且有去腻、洁口、化食和防治疾病等作用；加入几枚切碎的山楂，口味既清香又能防止营养素被破坏；加点醋使米饭易于存放和防馊，且饭香更浓；半生不熟的夹生饭可加几滴白酒，再用文火略蒸一会儿，便可食用；若加入豌豆、胡萝卜和玉米粒，能提供维生素和抗氧化成分。

怎样吃才既营养又省钱

随着猪肉涨价，鸡、鸭、鱼、牛、羊肉等肉也跟着一起往上涨，生活成本大大提高，广大市民为餐桌上的饭菜精打细算了。营养专家称，我们每天只需二两"肉"，从营养价值上看，许多肉类食品可以相互替代，甚至豆腐都当"肉"吃。

猪肉有什么营养　根据中国食物成分表显示，每 100 克瘦猪肉中含有热量 143 千卡，蛋白质 20.3 克，脂肪 6.2 克，胆固醇 109 毫克。由此看来，猪肉提供的主要是优质蛋白质和必需的脂肪酸。

每天只需二两"肉"　按《中国居民膳食指南》中平衡膳食的原则来看，正常人每天吃动物性食品为 125~200 克，其中鱼虾类 50 克，畜、禽肉 50~100 克，蛋类 25~50 克。可见，虽然猪肉提供了优质蛋白质，但我们每天实际上只需要50~100克，也就是最多二两而已，它们可以是鸡肉、鸭肉、鹅肉、羊肉、牛肉等，因为这些肉的蛋白质含量差别并不大，可以相互替代。

中山大学附属第二医院营养科主治医生陈超刚建议，可用"植物肉"代替"动物肉"。豆类或其制品如豆腐、豆浆、豆腐干、腐竹等，被称为"植物肉"，既廉价又营养丰富，比如每100克的黄豆可提供热量359千卡、蛋白质35克、脂肪16克，三大营养素要比猪肉高多了，而腐竹的营养成分更高，每100克腐竹中含有459千卡、44.6克的蛋白质、21.7克的脂肪，所提供的优质蛋白质比猪肉多一倍。而豆制品完全不含胆固醇。这样看来就算不吃肉，吃一个鸡蛋加50克豆腐就可以得到足够的营养，甚至对预防心脏病更有帮助。

食物巧搭配

玉米配豌豆　玉米和豌豆搭配在一起，可提高人体对蛋白质的利用价值。将玉米与豌豆按3：1的比例混合，倒入能没过它们一半的清水，加入少许精盐、味精、几粒花椒，小火慢煮即可。也可煮八成熟后，在炒锅中加入少许植物油、葱花爆香，放入已准备好的玉米和豌豆，加盐、味精炒熟即可。

猪肝配柿子椒　猪肝搭配柿子椒正是一举多得，因为柿子椒含有丰富的维生素C，100克柿子椒中维生素C含量为72毫克，是菠菜的 2.3 倍、西红柿的 4 倍。同时柿子椒中的膳食纤维素能促进食物中胆固醇排泄。还有，柿子椒和猪肝同熘炒，其中富含多种脂溶性维生素及 β—胡萝卜素，能够完全被吸收利用。

木耳、生姜配苹果 木耳、生姜、苹果食物搭配，降胆固醇、降血黏度作用更强。用这三种食材能做出一款营养美味的降脂汤。将两大朵干的黑木耳泡发后洗净，鲜姜切末，苹果切片。然后，将黑木耳、苹果加水 500 毫升，煮开后加入姜末即可。此汤每天可饮用 500 毫升。

羊肉配洋葱 葱爆羊肉是很多人喜欢的一道菜，如果能在菜中加点洋葱，或是把大葱都换为洋葱，那就达到了营养的"升级组合"。这是因为羊肉蛋白质和饱和脂肪含量都较高，在干燥的秋、冬季节，羊肉吃多了不但容易上火，还有升高胆固醇的危险。

在烹制羊肉时加些洋葱，就可以起到抵消作用，防止人体对羊肉中胆固醇和脂肪的过量吸收。洋葱和羊肉配食，也是理想的酸碱食物搭配。

绿色蔬菜配蘑菇 绿色蔬菜是含维生素 C 最多的食物。蘑菇是高蛋白、低脂肪的健康食品，富含多种氨基酸，不但能增强抵抗力、降低胆固醇，还有预防心脑血管疾病和癌症的功效。这两种食物巧妙结合可以预防流感。

在秋天可以做道油菜蘑菇沙拉。先将小油菜洗净切段，蘑菇和金针菇切去老化的伞柄，蘑菇切片，金针菇切段；锅内放清水，煮开后放入两菇一菜，焯水后捞出盛盘；最后，将蘑菇和金针菇拌入少量食盐、胡椒粉、香醋调匀，铺于油菜上即可。

成人吃零食要有谱

营养专家称,成年人吃零食也应该像儿童一样有所选择、有所限制,这样才能吃得爽又健康。

上班族 绿色级别:牛奶,粗纤维饼干,香蕉片,苹果片;黄色级别:黑巧克力,奶昔,带馅儿甜面包;红色级别:巧克力,甜饮料,膨化类食品。

减肥族 绿色级别:脱脂牛奶,黄瓜;黄色级别:糕点,果仁;红色级别:油炸类食品,冰激凌,膨化类食品。

糖尿病患者 绿色级别:粗纤维类食品,黄瓜,西红柿;黄色级别:花生、瓜子等坚果类;红色级别:糖分含量高的食品。

老年人 绿色级别:葡萄干,杏干,花生、瓜子等坚果类;黄色级别:糕点,甜面包,糖果;红色级别:油炸类和膨化类食品。(注:绿色表示安全,黄色表示限量,红色是警戒)

你会"吃"月饼吗?

吃月饼也有诸多讲究 许多人知道,月饼买来后不能急着吃,而要放上几天,等月饼"出油"了,先咸后甜,吃起来风味最好。但是如此吃法,油腻又不健康,所以最好搭配一些解油腻的食物,比如：吃甜味月饼喝花茶可以香甜兼收；吃咸味的则更适合喝乌龙茶或绿茶，清香爽口。而浓茶和咖啡中含较高的咖啡因，汽水、可乐或果汁等含有大量热量和糖分，与月饼搭配吃无助于健康，而且更油腻。

广东地区流行吃月饼搭柚子，"柚"与"佑"谐音，不仅开胃解油，还有希望月亮保佑的意思。

月饼的"另类"吃法　家中月饼如果实在吃不掉，不妨尝试一下把月饼稍作加工，就可变成风味独特的时令小菜了。例如"拌月饼"，将火腿、酱肉馅儿的月饼切成细丁，拌以榨菜丝、葱花、味精，月饼便成了爽口的佐餐小菜；火腿、鸭肉、鸡肉等硬馅月饼可以切成小长条，加上葱花、姜丝、味精，在油锅中一炒，便成了佐餐小菜，还可当主食。

安全营养　馒头赛面包

面包高温烘焙会产生致癌物　中国农业大学李里特教授认为，中国的馒头无论是营养价值还是安全性能都要优于面包。汽蒸可以长时间以稳定的100℃加热，使馒头、包子等熟化时外不焦内不生，营养破坏降到最小，食物心部也可以达到充分高温，杀菌彻底，有利于贮存。而且100℃的温度不会使淀粉产生丙烯酰胺（神经毒素，国际癌研究所指定其为致癌物）。

而面包的制作方法是烘焙，比如烤箱，只要一烤东西就是

180℃以上，在这样的温度下淀粉必然会产生天然副产物丙烯酰胺，这会损失 10%~15% 的赖氨酸。而赖氨酸是面粉中最缺乏的必需氨基酸，也是限制面粉营养价值的关键因素。

全麦馒头、杂粮馒头能减压　做馒头需要发酵剂，而酵母有以下营养价值：

1. 酵母是天然微生物，含有多种 B 族维生素。2. 谷类粮食的外皮中含有较多的植酸，它是影响人体对钙、铁、锌等矿物质吸收的一个重要原因，而面粉经酵母发酵后，植酸被分解而含量下降，从而提高人体肠道对矿物质的吸收和利用。3. 面粉发酵后，其中的部分非必需氨基酸可转化为必需氨基酸，满足人体对必需氨基酸的需求。但许多人做馒头习惯用老面或化学发酵粉来代替酵母，老面在发酵时会产生酸，需要加碱中和，而碱会破坏面粉中的 B 族维生素。泡打粉等化学发酵粉中都含有一定量的铝，而铝与老年痴呆症有密切关系，同时还会减退记忆力和抑制免疫功能。

全麦粉或杂粮含有丰富的 B 族维生素，而 B 族维生素是消除疲劳必不可少的营养素。对那些压力大、节奏快、易疲劳的白领阶层来说是一种很好的减压食品。

自制蔬菜水果汁注意事项

要"现打现喝"，才能发挥最大效用。新鲜蔬菜水果汁含有丰富维生素，若放置时间长了，会因光线及温度破坏维生素，使得营养价值降低。

选择新鲜时令蔬菜水果最好。冷冻蔬菜水果由于放置时间久，维生素的含量逐渐减少，对身体的益处也相对减少。

注意蔬菜水果的搭配。有些蔬菜水果含有一种会破坏维生素 C 的物质，如胡萝卜、南瓜、小黄瓜、哈密瓜，如果与其他蔬菜水果搭配，会使其他蔬菜水果的维生素 C 受破坏。不过，由于此物质容易受酸的破坏，所以在自制新鲜蔬菜水果汁时，可以加入像柠檬这类较酸的水果，来预防维生素 C 被破坏。

可适当保留外皮。水果外皮也含营养成分，如苹果皮具有纤维素，能助肠蠕动，促进排便；葡萄皮具有的一种物质可抗氧化，所以像苹果、葡萄可以保留外皮食用。当然，水果要清洗干净，以免喝到残留的虫卵和农药。

花花"食"界香飘四季

哪些花儿能吃哪些不能吃 花,除其本身的色、香、味俱佳外,更在于它丰富而全面的营养——22种人体所需的氨基酸及丰富的蛋白质、脂肪和多种维生素及锌、镁、铁等元素,还含有多种酶、激素、黄酮类化合物等80余种生物活性物质和丰富的核酸等。

比较常见的可食用花卉有二三十种。像桃花、梨花、槐花、荷花、梅花、菊花、桂花、茉莉、兰花、百合、月季、玫瑰、牡丹、芍药、杏花、藤萝、木槿、扶桑、紫罗兰、芙蓉花、金盏花、金银花、旱金莲、仙人掌花等。不是所有的花儿都可以食用。有些花儿体内存在一些对人体有害的甙类物质及各类生物碱,误食会引起食物中毒或过敏反应。常见的如一品红花、曼陀罗花、五色梅、凌霄花、铃兰、长春花、虎刺梅、杜鹃花、夜来香、水仙花、郁金香、含羞草、夹竹桃等都是不可食用的。

花儿的几种吃法 清炒:用清水漂洗之后,放在锅里用植物油煸炒,起锅前加适量盐,颠翻几下就成。清炒鲜花,吃的是花儿的原汁原味,品的是花儿的缕缕清香。如清炒碧玉簪(栀子花)。

煮粥焖饭:在粥、饭将熟时放入鲜花煮熟即成,比例大约100克米配10~15克花儿。

炒海鲜:花是淡雅鲜物,也适宜与同类淡口的海鲜搭配,比如桂花干贝、桃花凤尾虾。

炒蛋：民间常用的食花方法。如槐花炒鸡蛋。

制糕点：将花瓣切碎，与面、糖等揉成团或蒸或炸做成糕点。

素炸：适于大朵单层花形，尤选含苞待放时，裹稀面速炸，外焦里嫩，咬一口，满口生香。如炸百合等。

美味冻菜消暑热

虾仁冻　先将虾仁裹上蛋清备用；将锅置火上，倒入两碗热水，下冻粉调和，熬成汁备用；另取一炒锅置火上，倒入花生油，待油热后下虾仁与精盐爆炒，至虾仁熟时再倒入冻粉汁，加味精拌匀；起锅装盘晾凉后放入冰箱凝固成冻即可。

黄豆冻　把用冷水泡胀的黄豆放入锅里煮沸，然后加入猪肉骨头、猪肉皮和适量八角、桂皮，用大火烧开后改用小火炖至黄豆熟烂时，将猪肉骨头、猪肉皮、八角等捞出，放入酱油、冰糖烧煮，煮至黄豆极烂时起锅入碗。晾凉后，放入冰箱凝固成冻即可切片食用。

杏仁冻　锅内加入一碗清水和两勺白糖,待水沸后盛入碗内，晾凉后放入冰箱备用；将去皮的杏仁砸碎，放入少许冷水浸泡一小时后，用纱布挤出汁；锅内加入一大碗清水，放入适量冻粉用小火熬煮，再倒入杏仁汁和鲜奶（用调好的奶粉也行），烧开起锅冷却后呈豆腐状，用刀将其划成小方块，淋卜冰镇好的糖水即可食用。

做菜煮汤加点"小海产"

虾皮、海带、紫菜等人们日常餐桌上常见的"小海产"，一直被公认为"海底的长寿食品"。中国保健协会食品营养与安全专业委员会会长孙树侠教授建议，对于老年人来说，平时做菜、煮汤时，适当加点小型海产品，不但能让食物的味道更鲜美，而且其中特有的营养物质对老年人健康大有裨益。

老年人平时做菜时，最好虾皮不离手，可做汤、烹炒，还能做馅儿、调味，虾皮豆腐、虾皮油菜、虾皮韭菜、虾皮小葱、虾皮萝卜汤等，对老年人来说都是不错的营养佳品。100克虾皮中，含蛋白质39.3克、钙2克，是鱼、蛋、奶的几倍到几十倍。此外，虾皮还素有"钙库"之称，而且其肉质和鱼一样松软，易消化。

海带有"长寿菜"的美称。炎热的夏天，早餐可以来碟凉拌海带，喝上一碗小米粥，或者直接用海带和绿豆一起煮粥；午餐或晚餐的时候，煲一小锅海带汤，既能助消化，又可以平衡一餐中的酸碱度，因为海带是典型的"碱性食品"。在汤中加点醋，或者一点蒜末，味道会更鲜美。

各式各样的紫菜汤非常适合消化功能减退的老年人食用。紫菜虾皮汤补碘又补钙；由香油和紫菜制成的清肠紫菜汤，如能在每晚饭前喝上一碗，可有效解除便秘；还可以把紫菜、海带和瘦肉一起煲汤，具有滋阴清热、化痰散结的作用，特别适合夏季食用。

黄金玉米粒巧吃营养足

玉米营养很突出：

玉米，特别是深黄色的嫩玉米，含有较多的营养保健物质。每百克玉米中含叶酸12微克，是大米的3倍；钾为238～300毫克，是大米的2.45～3倍；镁为96毫克，是大米的3倍；并含有较丰富的谷胱甘肽、β—胡萝卜素、叶黄素、玉米黄质、硒、维生素E等多种抗氧化剂。多吃玉米对抵抗眼睛老化、预防心脏病和癌症、刺激大脑细胞、增强人的记忆力等有很大的好处。

鲜玉米鲜吃法：

1. 玉米排骨汤　制作方法：就是普通炖排骨的方法。玉米棒劈开切段，在肉七成熟的时候放进去，然后一同煲制5分钟左右。

营养点评：炖排骨时，晚些时间加黄色的嫩玉米同炖，不但颜色好看，而且荤素搭配，营养互补。猪肉蛋白质的氨基酸含量及利用率与鸡蛋相近，属于完全蛋白质，富含赖氨酸、苏氨酸、蛋氨酸和精氨酸等；与猪肉相比，玉米蛋白质中的赖氨酸、色氨酸、蛋氨酸含量不足，混合食用时，蛋白质的营养价值得到提高。

2. 玉米青豆鸡肉丁　制作方法：玉米剥粒，和青豆一同焯一下水，鸡肉切丁勾一点芡粉，油热下鸡肉丁翻炒，至肉色变白，下玉米粒和青豆，加调料、盐适量。

营养点评：鸡肉肉质细嫩，必需氨基酸齐全，是较好的优质蛋白质食品；蛋白质是由多种不同的氨基酸构成的，玉米和青豆中的氨基酸种类不同，二者搭配，让蛋白质中的氨基酸种类更加丰富，可以起到互补作用，从而提高食物的营养价值。

喝生啤不是越凉越好

随着气温不断升高，喝啤酒的人也越来越多了。有人认为把啤酒放到冰箱里冰冻，既够冰又爽口。实际上，在-1.5℃的温度下，啤酒不仅不好喝，而且破坏了其中的营养成分。另外，过凉的啤酒会影响泡沫生成，降低啤酒本身鲜爽的口感。

在6℃～10℃，啤酒的口味最好，过冷会使其口味变淡。家里如果一下子买了比较多的啤酒，最好先放在避光、通风、清洁且温度不太高的地方。在想喝冰镇啤酒的时候，提前放到冰箱冷藏室冰镇即可，尤其现在许多冰箱都有0℃的保鲜室。

另外，泡沫性能是否良好，是品酒师很看重的一项指标。在饮用时，酒液只要一接触空气就容易产生氧化味，防止这种情况发生的好办法就是给酒液盖上一个"气泡盖子"，所以倒啤酒的时候也一定要倒出一层泡沫。如果您能倒出"七分酒，三分沫"，那你就能品尝到鲜爽的生啤了。

考虑到国内的运输现状，消费者最好购买茶瓶生啤，因为茶色瓶更能避免强烈的阳光直射到啤酒而损伤啤酒的味道和品质。

不同的醋有不同吃法

香醋　以粮食为主要原料，采用独特工艺酿造而成。多用在菜品颜色较浅、酸味不能太突出的菜肴，如拌凉菜、糟熘鱼片等。另外，在烹饪海鲜或蘸汁吃螃蟹、虾等海产品时，放些香醋、熏醋可以起到去腥、提鲜、抑菌的作用。

陈醋　酿造时需要经过较长时间的发酵过程，其中少量酒精与有机酸反应形成芳香物质，香味浓郁，味道更重。常用于需要突出酸味而颜色较深的菜肴中，如酸辣汤、醋烧鲶鱼等。当然，在吃饺子、包子等面食时，也少不了解腻爽口的陈醋。

米醋　是以优质大米为酿醋原料酿造而成，除有特殊清香外，在发酵中产生的糖使米醋有淡甜味。醋液呈透明的红色，常和白糖、白醋等调成甜酸盐水来制作泡菜，如酸辣黄瓜等。用于热菜调味时，常和野山椒辣酱等调成酸辣汁，用于烹制酸汤鱼等菜肴。除此之外，烹调排骨汤时，加入少量的米醋或熏醋，还有助于骨头里的钙质释出，让美食中的钙更容易吸收。

水果醋　如苹果醋、葡萄醋、梨醋等，多以部分水果为原料酿造而成，有一定的保健作用。

夏日凉拌菜

好刀法可更好保存养分　正确使用刀法对保持拌菜形状美观、保存营养成分意义重大。凉拌菜一般使用切刀法，按其施刀方法又分为直切、推切、拉切、锯锄刀和滚刀切等多种刀法。不同的原料有不同的刀法，拌菜前，要视原料的质地软硬程度运用刀法。直切，要求刀具垂直向下，左手按稳原料，右手执刀，一刀一刀切下去。这种刀法是凉拌菜最常用的刀法之一，适用于萝卜、白菜、山药蛋、苹果等脆性的根菜或鲜果。

学会调味是拌菜的关键，也是形成菜肴鲜美味道的主要程序。要视菜的原料正确选择调味品，并且酌量、适时使用调料。凉拌菜通常使用的调料有：食盐、酱油、醋、香油、芝麻酱、芥末、大葱、姜、蒜、辣椒、白糖、五香等。

如何调味最重要　拌菜调味方法有几种。拌是把生的原料或晾凉的热原料，经切制成小型的丁、丝、条、片等形状后，加入各种调味品，然后调拌均匀的做法叫拌。拌制菜肴具有清爽鲜脆的特点。

炝则是先把生原料切成丝、片、块、条等，用沸水稍烫一下，然后滤去水分或油分，加入以花椒油为主的调味品，最后再拌。炝制菜具有鲜醇入味的特点。

而腌则是用调味品将主料浸泡入味的方法。腌制凉菜不同于腌咸菜，咸菜是以盐为主，腌制的方法也比较简单，而腌制凉菜须用多种调味品，口味鲜嫩、浓郁。

五月巧吃鲜菠萝

菠萝膏：鲜菠萝 3 个，鲜蜂蜜 1500 克。将菠萝洗净并削去外皮，切成 3 厘米见方的果丁，榨取果汁备用；将果汁倒入砂锅，用文火煎，直至果汁变稠后，加入蜂蜜，拌匀成羹状即成。每日早、晚约服 100 克。本品具有健脾益肾的功效。

菠萝菜饭：把菠萝切丁，和淘洗好的大米加水一起用电饭煲煮熟。在煮饭的同时，将火腿和洗净的蔬菜切成适合的块或长条。将油加热，放入所有材料翻炒，加少许盐、味精，和煮好的菠萝饭一起翻炒几下，经常食用既养颜又美容。

菠萝烩排骨：将小排骨用酱油腌一下沥干，再用热油略炸，使其表面变色。锅中倒油，加热后爆香葱、姜，放入酱油、糖、料酒、番茄酱、鸡精和水炒一下，然后倒入小排骨用小火煮，煮到肉酥时，将菠萝块倒入，炒烂即可。

菠萝鱼片：菠萝去皮切片，用淡盐水浸泡，青鱼中段去皮、骨，切成薄片，用蛋清、料酒、盐、鸡精、生粉上浆。锅内油烧热，倒入鱼片，滑熟捞出，沥油。青椒片略过油，锅留底油，倒入番茄沙司、白糖、鸡精炒匀，最后倒入鱼片、菠萝片，翻匀盛盘即可。

绿叶蔬菜　营养全能冠军

首先，绿叶菜的平均维生素含量居于各类蔬菜之冠。100克新鲜绿叶菜的维生素 C 平均含量在 20 ~ 60 毫克之间，是苹果的 10 ~ 30 倍，是番茄的 2~3 倍。

绿叶菜中的维生素 B_2 含量也相当可观，如果按照干重计算，比肉类还要高！而若论起叶酸和维生素 K，很少有什么食品比得上深绿色的叶菜。

再看看矿物质吧，深绿色的叶菜，是钙和镁的重要来源。你能想象吗，小油菜中的钙含量甚至可以和牛奶相媲美——尽管利用率要低一些；你也许不知道，每个叶绿素分子当中都含有一个镁离子，所以绿色越浓镁就越丰富，菠菜的镁含量超过香蕉，而菠菜中所含的热量却只有香蕉的四分之一……

此外，类黄酮也是家喻户晓的强力抗氧化物质，人们通常认为它的最佳来源是芦笋、茄子、洋葱、柑橘、苹果等食品，而实际上，绿叶菜的类黄酮含量远超过这些食品。例如，菠菜中的类黄酮含量是茄子的 3.7 倍，而油菜的含量是洋葱的 5.2 倍。

吃水果　因人因时大不同

夜猫子多吃香蕉有助消除疲劳　经常上夜班的人容易出现营养失衡，激素分泌不调，体力不继并伴有面色发黄、皮肤干燥等现象。

这类人群应在饮食中将蔬菜、水果等清淡食物的比例加大。其中，香蕉含有相当多的钾和镁，是夜班族很不错的选择，因为钾可以防止血压上升以及肌肉痉挛，而镁则具有消除疲劳的作用。此外，苹果、木瓜、猕猴桃、橙子、柠檬、柚子等均含有多种维生素，多吃一些可以帮助熬夜的人们摆脱皮肤干燥、营养失衡的状态。

开车族可多吃含铁丰富的芦柑和葡萄干　开车族可以适当多吃芦柑和葡萄干。因为疲劳在多数情况下是因为缺血造成的，而芦柑和葡萄干里都含有丰富的铁元素，可以促进血红蛋白的生成。苹果也不错，富含果胶可以帮助清理肺和肠。

运动量大的人宜补充糖分高的水果　热衷运动的上班族或者俱乐部的健身教练，能量消耗会比较大。根据运动量和运动强度、时间的不同，最佳食用的水果种类也有所区别。进行跑步、骑车等耐力运动的人，可以选择香蕉、葡萄食用；而经过网球、壁球等剧烈运动的人则应多食用柑橘类的水果，比如葡萄柚、橙子、猕猴桃等水果；如果你是瑜伽等柔软运动的爱好者，可以多选择苹果、梨、李子来给自己的身体补充能量。

对于经常运动的人来讲，可以在运动前进食水果，这样运动的效果比食用脂类含量较多的肉类好。因为水果中单糖的含量高，糖代谢时耗氧最少且能最大限度地补充血糖。而脂类则会增加肠胃的负担，让大量的血液集中于消化器官，导致肌肉中供血的降低。

炒肉　小心营养丢失

炒、蒸、煮最佳　操作有讲究　不管是哪种动物性食物，最适合它们的烹饪方法都是炒、蒸、煮这 3 种最简单的方法。蒸很简单，而炒煮则有特殊要求。

炒：旺火急炒　加热时间过长通常是破坏食物营养素最重要的原因。因此，在烹饪方法上应尽量采用旺火急炒。这样，可缩短菜肴的加热时间，降低原料中营养素的损失率。例如，猪肉中含有丰富的维生素 B_1，如将猪肉切成丝，旺火急炒，维生素 B_1 的损失率约为 13%，而切成块，用文火炖，损失率则约为 65%。

煮：食肉、食汤各不同　在熬、煮、炖时，如以食肉为主，可先将水烧开后再下肉，使肉表面的蛋白质凝固，其内部大部分油脂和蛋白质留在肉内，肉味就比较鲜美。

如以食肉汤为主，那将肉下冷水锅，用文火慢煮，这样脂肪、蛋白质就从内部渗出，汤味肉香扑鼻，营养更佳。

油炸需挂糊　但也别多吃　挂糊油炸是保护营养素、增加美味的一种好方法，即在烹制前，先用淀粉和鸡蛋给食物上浆，在食物表面形成隔绝高温的保护层，使原料不与热油直接接触，减少营养素损失，还可使油不浸入食物内部，鲜味也不易外溢，口感也会更加滑嫩鲜美。但是，即便这样，挂糊油炸的食品也不能多吃。高温油炸淀粉食品中含有大量的丙烯酰胺（致癌物），对人体存在诸多危害。

熏烤亦有害　蒸汽烤可行　很多人特别喜欢吃熏烤食品，比如烤香肠、烤鸡腿。肉、鱼等原料经熏烤后可产生对人体有害的物质，如 3，4—苯并芘等致癌物质。

所以，在熏烤肉、鱼、肉肠类时不应当用明火直接熏烤，可用管道干热蒸汽烤，最好不要加糖熏烤，如果一定要加糖时，温度也应控制在 200 摄氏度以下。不过，即使是用管道干热蒸汽烤，这类食品仍然要尽量少吃。

卤味食品别加热太久

台湾辅仁大学专家在美国《农业食品化学期刊》上发表文章说，卤汁未必煮得越久越好。相反，卤汁反复加热或煮的时间太长，产生的致癌物——胆固醇氧化产物就会越多。

台大医院营养部临床营养组组长陈佩蓉表示，食物卤煮太久会使营养流失，且卤制品通常太油、太咸，多吃易患心血管疾病并增加肾脏负担。而且，酱卤肉制品为了保鲜和增色，往往还要加入少量亚硝酸钠，这是一种潜在致癌物，长期过量食用可能致癌。

中国农业大学食品学院任发正教授表示，卤肉制品反复加热所产生的有害物，会因加热时间和具体配方的不同而有差异。一般来说，卤味加热时间不应超过3小时，而在卤水中加入一定比例的酱油、冰糖，可帮助减少致癌物。

甜蜜的调味剂　蔗糖

绵白糖　是由甜菜作为原料加工而成的结晶体食用糖。颗粒微小均匀，质地绵软、潮润。甜度大于白砂糖，且易溶于水，是做拔丝菜肴或糖汁类菜肴的首选。

幼砂糖　由白砂糖为原料经过深加工制成的精幼砂糖。颗粒极小，含水量极少，不易受潮结块。常用于餐桌上的调味糖。

黄晶冰糖（老冰糖）　是白砂糖和少量焦糖或蜜糖等混合而成的，再采用特殊结晶方法制成。它含有少量的矿物质及有机物，风味与甜味居于中间，因此，常被用来煲甜水、做甜汤。

红砂糖　红糖的一种，制法与红糖完全相同，未经洗蜜和漂白，含有色素等非糖成分，并有甘蔗的风味。只因结晶颗粒较大，被称为红砂糖。

单晶冰糖　冰糖是将白砂糖溶化后，经过加工提炼使其自然结晶而成。好的单晶冰糖，呈均匀的清白色，半透明，有结晶体光泽，味道甘甜。多用于调制糖水甜品或烧、煨肉食，可为菜肴增加光泽。

红糖　是没有经过高度精炼的砂糖，颗粒细小，营养价值比白糖和白砂糖都要高得多。

白砂糖　是由蔗糖作为主要原料加工而成的结晶体食用糖。颗粒大如沙粒，晶体形状均匀整齐，糖质坚硬，含水量少，所以较绵白糖不易溶于水，是烹调中最为常用的一种食用糖之一。

冲方便汤料多加水

市场上的方便汤料很多，归结起来主要有真空冷冻干燥速溶汤（如西红柿鸡蛋汤、紫菜鸡蛋汤等）、粉类全真汤（如港式酸辣汤、鸡蓉粟米羹、西湖牛肉羹等），以及西式奶油汤（如玉米奶油汤、南瓜奶油汤等）三种。

真空冷冻干燥速溶汤：多以蔬菜为主，配有鸡蛋和调味料，看起来像块压缩饼干。其采用冷冻干燥技术脱水，食用时，只需用水冲开即可。这种汤料，提供的蔬菜较多，通常一袋净含量为8克的汤料，就会含有大约80克的蔬菜量，所以营养素相对全面一些。不过，这种汤一般较咸，喝时应尽量多加一些水。

粉类全真汤：粉状，配料中蔬菜极少，而是以鸡蓉、牛肉等肉类为主，通常需要上锅煮上三四分钟，再打上一个鸡蛋。这类汤口味更好，热量多在 80 ~ 100 卡之间，即使算上额外的那只鸡蛋，总热量也不算太过。但需要注意的是，由于其几乎不含蔬菜，营养素相对较少，含盐量也偏高。如一袋 35 克包装的汤料里，就含有高达 2 克左右的钠，占每天推荐摄入量的 1/3，所以冲这种汤料，也最好多加些水。

西式奶油汤：是一种奶油浓汤，加水即可食用。它们多数偏甜，热量也较高，不应该过多食用。

"其实，不论是冲方便汤料，或是自己做汤，我们都应该重点关注同样的问题。"中国农业大学食品学院副教授范老师说，"汤料可以提供的营养素是越多越好，含盐量则是越少越好。只要把握住这两点，你基本上就能喝到健康且美味的汤了。"

柠檬妙用八法

除食物中异味：柠檬汁是肉类异味的克星，只需一点就可以把异味除去，想让肉类早些入味，加点柠檬汁就可办到。

做调味品：患有肾脏病或高血压的人应减少盐的摄入，此时，可用柠檬汁代替盐来调味。方法很简单，在新鲜蔬菜或肉里滴几滴柠檬汁，淡而无味的食物立即"变身"成味道极佳的菜肴。

除腥味：吃鱼时可滴入柠檬汁以去除腥味，如果想除去炸过鱼的油中的腥味，可在油中加几滴柠檬汁。

制蛋糕：做蛋糕时，在蛋白中加入少许柠檬汁，蛋白就会显得更加洁白，蛋糕更容易切开。

三明治：在三明治旁边放片柠檬，可保持三明治的新鲜。

除污渍：白色衣服沾上红茶时，柠檬汁能快速除去红茶污渍。

去焦痕：熨衣服时不小心留下的焦痕，涂上柠檬汁晾干即可除去。

坚固指甲：按摩指甲时加入柠檬汁，指甲会更坚固。

泡茶有学问

一、水质要好　水质好坏，对泡茶品质影响极大，关系密切。城市中一般都用自来水，最好经过过滤，如嫌麻烦，可用水桶将水搁置一夜，次日再用。简便者可将麦饭石放于水中，让水质改善，去掉水中铁离子或氯离子，茶汤便不会发黑、发暗。

二、水温恰当　绿茶忌即开滚烫水冲泡，以85℃为宜，乌龙茶则为95℃，普洱茶则需100℃。

三、投茶适量　投放茶叶量，太多太少都不恰当，茶香茶味，都与投放量有关。要泡出清明前茶的绿茶清香，茶叶量应为容器（茶壶、茶杯、盖碗）的1/5；铁观音高香、浓香，饮后回甘，为1/3；普洱、红茶为1/5；口味重、重浓香，则为2/3。一般标准，1/3即可泡出好茶。

四、关于茶具　绿茶冲泡时不加盖，便丁观察，欣赏茶叶形状及汤色。求韵味，最好使用紫砂壶；泡乌龙、铁观音旧壶最适宜，壶越旧，茶越香。红茶、普洱，宜用盖碗。

五、出汤时间　泡茶时间的掌握也很重要。泡龙井，不加盖，低温，用1分钟至2.5分钟。普洱、红茶，第一泡4秒，以后至1分钟；铁观音4秒开始，至第七泡不超过1分钟。

掌握以上五要素，即可泡出好茶。泡茶丰俭由人，绿茶也可用碗、玻璃杯。切忌浸泡过久，茶叶过量。

杂粮应该怎样吃

杂粮包括：

1．谷物类杂粮即研磨较粗糙的小产量谷物，如燕麦、荞麦、谷子、小米等。

2．豆科类杂粮如绿豆、豇豆等。粗粮并不是绝对的，主要看它的加工方法，比如经过精细加工过的小产量谷物，也属于细粮；而像小麦这样的细粮也能成为粗粮，如全麦面粉。

一般来说，杂粮应占日主食总量的1/3，最多不能超过1/2，其中谷类杂粮占2/3，豆科类占1/3。

食用时应将谷物类杂粮、豆类杂粮和细粮合理搭配，细粮约占70%，谷类粗粮为20%左右，豆类应是10%，这样更有利于人体对营养的吸收和利用。以蒸米饭为例，可用70%的大米、20%的玉米和10%的绿豆蒸出营养健康的杂粮米饭（因粗粮较硬，可先用水泡6个小时再蒸）。

注意事项：不建议单独食用粗粮，不易消化、吸收，应与细粮、蔬果搭配食用。另外，不应过量食用。

牛奶、豆浆、豆奶哪样好

牛奶，补钙好来源

和豆浆、豆奶比，牛奶是三者中蛋白质含量最丰富的，也容易被消化吸收，属优质蛋白质。奶类蛋白质的氨基酸组成合理，其中赖氨酸含量丰富，与谷类等食品又可以形成良好的互补作用。

牛奶中的矿物质含量也比较稳定，尤其是钙含量丰富，每100毫升牛奶中含钙约为110毫克，且钙、磷比例合适，容易吸收利用，是钙的良好来源。

牛奶中含有人体需要的多种维生素，尤以维生素 A 和维生素 B_2 含量较为丰富。

上海市营养学会名誉理事长赵法伋指出，"牛奶的脂肪含量也是三者中最高的。相反，铁含量较低，所以，用牛奶喂养的婴儿，通常要注意补铁。"

豆奶，脂肪含量低

而"与牛奶相比，豆奶蛋白质的含量与牛奶相近，但维生素 B_2 只有牛奶的1/3，维生素 A、C 的含量则为零，铁的含量虽然较高，但不易被人体所吸收，钙的含量也只有牛奶的一半"。

从营养含量来看，1千卡热量的牛奶中，有188毫克胆固醇，而豆奶则不含胆固醇，饱和脂肪酸也较低，这也就是为什么喝豆奶要比喝牛奶更能预防心血管疾病的道理。然而，我们不能完全用豆奶代替牛奶，否则人体所需要的钙、维生素A、维生素D等营养素就会减少。

豆浆，营养低于豆奶

豆浆中所含的蛋白质、脂肪、碳水化合物，均低于豆奶，但大豆所固有的营养特点，比如大豆蛋白质等，豆浆均具备。

牛奶、豆奶、豆浆三者营养价值比较，实际上就是牛奶和大豆营养价值的比较，而牛奶和大豆都是营养价值很高的食品，两者各有千秋，不能相互排斥和取代。

赵法伋指出："《中国居民膳食指南》第三条中明确提出'常吃奶类、豆类或其制品'，并在《平衡膳食宝塔》中建议平均每人每日摄入奶类及奶制品100克，豆类及豆制品50克。而老年人要注意预防骨质疏松和心血管疾病，因此每天喝上一杯牛奶，再加上一杯豆奶或豆浆是最好的。"

科学食用燕麦片

问题一："燕麦片"和"麦片"是一种东西吗？

答：它们不是一种东西。纯燕麦片是燕麦粒轧制而成，呈扁平状，直径约相当于黄豆粒，形状完整。经过速食处理的速食燕麦片有些散碎感，但仍能看出其原有形状。燕麦煮出来高度黏稠，这是其中的β—葡聚糖健康成分所带来的。它的降血脂、降血糖、高饱腹的效果，与这种黏稠物质密切相关。总的来说，同量的燕麦煮出来越黏稠，则保健效果越好。

麦片则是多种谷物混合而成，如小麦、大米、玉米、大麦等，其中燕麦片只占一小部分，甚至根本不含有燕麦片。

问题二：应当购买甜味的麦片还是没有甜味的呢？

答：应当优先选择没有甜味的燕麦片或麦片。如果它有甜味，那么一定加入了某种高效甜味剂，如甜蜜素、安赛蜜、阿斯巴甜之类。有的还加入淀粉水解物，如麦芽糊精等。糊精类和白糖一样会快速升高血糖，而且几乎不含有其他营养素。

问题三：燕麦片到底是煮好还是冲好？

答：从健康角度来说，自己煮的燕麦片更好一些。因为煮的燕麦片可以提供最大的饱腹感，血糖上升速度最慢。同时，这些需要煮的燕麦片中没有加入任何添加成分，如砂糖、奶精、麦芽糊精、香精等。一些速食纯燕麦片只要一两分钟加热即可，它们也是比较好的选择。

提示：选购燕麦片时，如果包装不透明，注意看一看产品的蛋白质含量。如果在8%以下，那么其中燕麦片比例过低，不适合作为早餐的唯一食品，必须配合牛奶、鸡蛋、豆制品等蛋白质丰富的食品一起食用。

合理自制调和油

一般来说，只要将 ω－6 脂肪酸与 ω－3 脂肪酸的比例控制在 6：1 以内，就足以使人体代谢得到良好的保障。专家推荐的比例是：一份亚麻子油与两份花生油或大豆油调和食用。如果与橄榄油及茶子油调和食用，则保健效果更佳。

白鲢、花鲢的吃法

鲢鱼有两种：一种是白鲢，也叫连子鱼；一种是花鲢，也称胖头鱼，均较适合清蒸，烧、炖也较适合。鲢鱼的头与豆腐煮汤，也是百姓家一道美味佳肴。鲢鱼的营养价值很高，每 100 克白鲢含蛋白质 17.8 克、脂肪 3.6 克、钙 53 毫克、维生素 A60 国际单位，其中蛋白质含量高于鲤鱼、鲫鱼。每 100 克花鲢含蛋白质 15.3 克、脂肪 2.2 克、钙 82 毫克、维生素 A102 国际单位，其中钙的含量居鱼类首位。

吃汤圆巧配汤

龙井汤圆：这种汤圆色泽淡绿，清香醇浓，口感细嫩，爽口不腻。煮汤圆时，将龙井茶叶放入杯中，冲入适量开水浸泡两分钟，把茶汁沥掉不用，再冲入开水泡好。将煮熟的汤圆盛在碗中，再取适量的茶汁浇入碗中做汤。

海苔丝汤圆：可用鲜肉汤圆或冷冻小汤圆，在沸水中煮，水沸后转小火，待汤圆浮起即可捞起。再取泡菜、小虾皮适量，高汤半碗，海苔丝或裙带菜少许，将高汤半碗与泡菜加入锅中小火煮开，撒上小虾皮，加入煮好的鲜肉汤圆，盛碗后，撒点海苔丝装饰，既好看又好吃。

枣仁粥汤圆：汤圆可以是花生、豆沙、芝麻馅儿等，放入沸水中，水滚后转小火，待汤圆浮起即可捞起。再取红枣、杏仁、核桃仁与冰糖适量，先将核桃仁以热水浸泡 5 分钟，去薄皮，再将红枣泡软去核，杏仁泡软，全部材料放入果汁机加半碗水打成泥。将这些枣仁泥用小火煮开，加入冰糖，淋在煮好的汤圆上，便成了一碗枣仁粥汤圆了。

葡萄酒配家常菜

潮州冻蟹　这道菜鲜香中略带甜味,但海鲜本身的苦味难除,应配上清爽型的白葡萄酒,遮盖苦味的同时,提升鲜甜味,使人胃口大开。

宫保鸡丁、麻婆豆腐、夫妻肺片　宫保鸡丁口感略带些甜酸味,家庭做此菜,应配上清爽型的白葡萄酒,口感更佳;麻婆豆腐,特点麻辣、鲜嫩,菜色红亮,刺激食欲,适合配干白葡萄酒;夫妻肺片,口感麻辣浓香,适宜配白葡萄酒。

糖醋鲤鱼　该道菜口感甜酸,但腻味难以去除,因此应配芬芳型白葡萄酒。

剁椒鱼头　这道菜油重色浓,香鲜软嫩,但有些油腻,可配上半干白葡萄酒。

蟹粉狮子头　这道菜清香、肥嫩异常,但味稍淡,配上芬芳型干白葡萄酒,味道会更加鲜美。

西湖醋鱼、东坡肉　西湖醋鱼的做法特点是不用油,讲究食其鲜嫩和本味。但味道偏淡,稍腥,可与芬芳型白葡萄酒搭配。东坡肉,以菜味油润柔糯而得名,对于这道菜,喜欢清新感觉的人,可配酸度高、味道浓郁的白葡萄酒,以遮盖东坡肉的腻味。

菜干扣肉　此菜有些油腻,最适合配成熟而浓郁的红葡萄酒。

吃橘子怕酸怎么办

把一颗核桃仁放在嘴里慢慢嚼两三分钟后，就能起到防酸效果，再吃橘子时就不会感觉到酸了。这是因为核桃仁的油覆盖了牙齿的表面，在上面形成了一层保护层，这样再吃橘子就不会感到酸了。要是手边没有核桃仁怎么办？再介绍一个应急的办法，用茶杯里泡过的茶叶，把这些茶叶嚼两三分钟，酸性食物也不会那么倒牙了。

家庭食物如何保营养

炸　由于温度高，对各种营养成分都有不同程度的破坏。如在炸之前，在原料外面裹上一层糊，予以保护，则可防止蛋白质炸焦。

炒　干炒法对营养素破坏较大，用蛋清或湿淀粉浆拌过的原料，营养成分没什么损失。

爆　食物外面裹有淀粉糊或蛋清，形成一层保护膜，原料的营养成分损失较小。

熘　在原料外裹上一层淀粉糊，经炸后再熘，可减少营养成分的损失。

煮 对糖类以及蛋白质起部分水解作用，对脂肪无显著影响，可使水溶性维生素及矿物质溶于水中，对于消化吸收有帮助。

炖 使水溶性维生素和矿物质溶于汤内，可增加鲜度，只有极少一部分维生素会受到破坏。

焖 焖的时间长短同营养成分的损失大小成正比。时间长，维生素 B、C 损失较大；时间短，维生素 B 损失较小。但经焖过的食物消化吸收率增高。

烤 不但使维生素 A、B、C 受到相当大的破坏，也损失了部分脂肪。

煎 温度较高，使维生素受到一定损失，其他营养素无严重损失。

熏 会使维生素受到破坏，特别是维生素 C 受到破坏更大。

卤 使维生素和部分矿物质溶于卤汁中，部分受损失，脂肪可减少一部分。

蔬菜 新鲜的蔬菜，只需洗干净，不必浸泡。因为浸泡和切碎后长时间放置的蔬菜，其维生素 B 和 C 的破坏最大。时间长还可能使农药渗到深处，更不容易去除。

富含维生素 C、E、B 的食物 烹煮的时间要短，否则损失大。烹煮时最好用不锈钢锅、玻璃锅或搪瓷锅，最能保持营养。

大蒜切开后要放一刻钟

《预防》杂志指出，美国宾夕法尼亚州和国家癌症学会的科学家们发现，最佳方法是把大蒜切开压碎后，保证其与空气接触10~15分钟，然后再将它放入热锅烹调。这样可使大蒜中呛辣的物质与氧气结合形成化合物，这种化合物在高温下不会遭到破坏。

开葡萄酒的步骤

用小刀沿瓶口突出圆圈下切除封盖，用布将瓶口擦拭干净。将开瓶器的螺旋体插入软木塞中心点，缓缓地转入，将把手扳下，以便另一端的爪子可以扣住瓶口，然后缓慢地提起把手，将软木塞拉出来。如用蝴蝶形开瓶器，当螺旋体渐渐进入软木塞时，两边的把手会渐渐升起，当把手到达顶点时，轻轻地将它们扳下，把软木塞拔出。

冬季啤酒煮着喝

煮啤酒做起来非常容易，它的味道奇特，具有调整脾胃的功能。原料：啤酒两罐、红枣 5 颗、枸杞子 10 颗、姜 3 片（可不放）、醪糟（干的两小勺，60 克左右，超市有卖）、水两勺、冰糖少许（依个人口味添加）、橙子一个连皮切成八瓣。做法：1. 将所有原料放入锅中，搅匀，中火煮至沸腾即可。2. 将啤酒以外的原料用一碗水熬煮 10 分钟，再加入啤酒煮沸，这样味道更浓些。

酸奶到底喝哪种

使用乳酸菌发酵的乳制品一般都具有一定的保健功能，比如降低胆固醇、降低血压。随着技术进步，经过对这些菌种的筛选和研究，发现了功能更广的菌株，科学界把这些能促进肠道菌群生态平衡，有益人体的微生物统称为"益生菌"。传统酸奶和益生菌酸奶该怎么选？中国乳制品行业专家宋昆冈建议，要挑适合自己的。

酸奶中添加的菌群虽然"名目繁多"，但主要作用是促进人体消化吸收。目前市场上常见的有两种酸奶制品：一种是由鲜牛奶添加两种菌类后，发酵制成的传统酸奶；另一种是在前者发酵的基础上，又添加了另外两种乳酸菌类的益生菌酸奶，其在标志上通常有"益生菌"字样。传统酸奶不含活性乳酸菌，但同样有营养价值；益生菌酸奶必须含有活性乳酸菌，这种酸奶除了具有乳酸菌发酵过程中产生的一系列有益人体的代谢产物外，其含有的活性乳酸菌，还有利于调节人体肠道微生态的平衡。益生菌酸奶从生产、制作到销售等过程中必须保持冷链保存，并且在保质期内要保持一定的活菌数，才称得上保证质量。

专家指出，嗜酸乳杆菌在两周后，活菌数量就降为原来的25%(不同菌株有所不同)甚至更低。4周后活菌数降为原来的10%以下。消费者在选择酸奶产品的时候，一定要注意到益生菌酸奶的相关品性。

目前中国还没有益生菌活性酸奶的标准，对益生菌产品的保质期和贮存条件也未做明确规定。所以，消费者在选购益生菌酸奶时一定要关注生产日期。

食物蒸煮有益健康

国外的一项研究表明，采取蒸煮这样的烹饪方法要远远好过煎、炸、熏。大米、面粉、玉米面用蒸的方法，其营养成分可保存95%以上。如用油炸的方法，其维生素 B_2 和尼克酸损失约50%，维生素 B_1 则几乎损失殆尽。由于烹调方法不同，鸡蛋营养的保存和消化率也不同。煮蛋的营养和消化率为100%，蒸蛋的营养和消化率为98.5%。而煎蛋，它的消化率为81%，所以，吃鸡蛋以蒸煮为最好，既有营养又易消化。

煎、炸等烹饪方法对食品的营养破坏之一是使食盐中的碘挥发，使碘盐中含碘量和人体实际摄入的量不同。因为煎、炸时需要的油温很高，大约有180℃。而碘是一种化学性质活泼的元素，在高温下易挥发，因而，经过油炸高温处理的食盐中，碘的损失率可以达到40%～50%。因此，如果不改变烹饪习惯，即使大力推广碘盐，人们仍然不能达到足够的摄入量。

另外，炸、烤的烹饪方法不仅会损害食物的营养成分，还能产生多种有害物质。炸、烤的油温较高，一般在180℃～300℃，在高温下，食物会发生一系列变化：蛋白质类食物产生致癌的杂环胺类物质，脂肪类产生苯并芘类致癌物和不饱和脂肪酸的环化、聚合、氧化产物，碳水化合物类食品会产生较多的丙烯酰胺类物质，它们也是潜在的致癌物质。科学研究证实，食物的烹饪温度越高，产生的致癌物质越多，亦越难被人体消化吸收和代谢，而低温烹饪方法，如蒸、煮、炖等，是最有益人体健康的。

食品色彩安全指南

鸭蛋、鸡蛋的蛋黄呈现红彤彤般鲜艳，很可能含有苏丹红，极不安全。

辣椒粉、辣椒油格外红艳艳，也要小心含有苏丹红。

粉丝过于雪白柔韧，很可能是用吊白块加工，而且掺入了胶，煮不烂，人的胃也消化不了。

大米雪白、晶莹、油亮，异常喜人，可能是用陈米加工抛光、增白，而且打上了蜡。

小米金灿灿，颜色灿如黄金，格外诱人，就要小心是用色素染黄。

同样，黄花鱼颜色金灿灿、亮闪闪，要当心鱼贩子用色素染成；金针菜金黄金黄，要注意是用硫黄熏成。

黑芝麻格外黑油油，极可能是白芝麻用黑色素染黑卖高价。

平时吃的白面馍，如果颜色特别白，要小心是用吊白块熏蒸而成。

运输途中难以存活而又偏偏活蹦乱跳显得特别鲜活、鱼鳞银光闪闪的名贵鱼类，要当心含有孔雀石绿等违禁兽药或抗生素残留。

一句话，越是诱人的颜色，越是能提高食品档次和价格的颜色，就越不能放心。

应多喝保质期短的牛奶

一是巴氏杀菌乳，就是常见的"巴氏消毒奶"。"巴氏杀菌法"是在较长时间内，用低温杀死牛奶中的致病菌，保留对人体有益的细菌。不过，由于这种方法不能消灭牛奶中所有的微生物，因此产品需要冷藏，保质期也比较短，一般只有几天。

另一种叫灭菌乳，是采用高温将牛奶中的细菌全部杀死。由于牛奶中一点微生物都不存在了，因此可在常温下保存，而且保质期比较长，一般可达 3 个月以上。

低温杀菌保留营养多　巴氏杀菌乳由于保存的营养成分较

多，常被厂家叫作"鲜奶"。其实，杀菌时不管是低温还是高温，都会对牛奶的营养价值造成一定的影响，而真正的鲜奶应是没有经过加工的牛奶。

加热对牛奶中营养影响最大的就是水溶性维生素和蛋白质。在加热过程中，大约有10%的B族维生素和25%的维生素C损失掉了，加热程度越深，这些营养损失得就越多。牛奶中有一种营养价值很高的乳清蛋白，在加热时也会造成一定的损失。实验证明，巴氏杀菌时约有10%的乳清蛋白变性，而超高温杀菌的灭菌乳中，则可能有70%的乳清蛋白变性。因此，采用低温杀菌的巴氏奶相对来说，营养价值要稍高一些。但是，巴氏杀菌乳和灭菌乳都不是真正意义上的鲜奶。

买保质期短的牛奶　要想喝到营养保存更好的牛奶，在购买时有几点需要注意：

一是现买现喝，尽量买保质期短的牛奶，不要为了便于贮藏，认为保质期越长的牛奶越好。二是买屋顶型纸盒包装的牛奶，这种牛奶多采取低温巴氏杀菌，营养和味道比较好，而大部分瓶装牛奶是经过二次灭菌的，营养价值有所降低。三是买回的牛奶最好直接饮用，不要再次加热，否则会造成营养进一步损失。打开包装的牛奶应一次喝完，放的时间越长营养损失越大。

涮肥牛　腹部肉最好

不同部位的牛肉滋味和口感都有所不同，做法差异也很大。首先，让我们做一回"庖丁"，且看看牛肉是如何"分解"的。

里脊是牛肉中没有筋、没有肥肉，最为柔嫩多汁的部位。一头牛身上只有六小块菲力，肉块较厚，近似圆形，是精华中的精华。其肉质滑嫩、肉味鲜甜，是做牛排的极品。

外脊是牛前腰脊肉，肉质嫩滑，也是牛排的上选。通常外脊含一定肥油，在肉的外延带一圈呈白色的肉筋，总体口感韧度强、肉质硬、有嚼头，适合年轻人和牙口好的人吃。一般可以用来煎、烤、涮、做茄汁扒牛条等。

上脑是牛胸部背脊肉，肉质略老，脂肪交杂均匀，有明显花纹，可以用来炖、烧、做红烧牛肉面等。

眼肉是上脑和外脊之间的一块肉，切片后呈现酷似眼睛的花纹，眼肉脂肪交杂呈大理石花纹，汁多肉嫩，可以用来烤、涮、煎黑椒牛排等。

脖肉、肩肉是运动部位，肌肉发达、肉质较坚实、肥瘦兼有，适宜制馅儿或煨汤、做什蔬牛丸汤等。

肋条肉一般稍带肉筋，但肉味香浓，适宜炖汤、做咖喱牛肉等。

腹肉、胸肉的肉质较粗但咬感好，肉味香浓，可用于烧烤、炒肉片、涮火锅、炖等。腱子肉含胶质和韧带多，口味香浓，咬感十足，适宜长时间炖煮，是做酱牛肉的极品。

臀肉的肌肉发达、纤维粗、脂肪含量少、肉质坚实，适宜切丝爆炒，做红椒芹菜牛肉丝等。

大家最常食用的"肥牛"，其实并不是肥的牛肉。"肥牛"通常选择优质的腰背部肉和去骨腹肉，然后在火锅内涮熟后蘸以美味的调料。吃肥牛的时候最好配海鲜调料，因为麻酱会使牛肉的鲜味大打折扣。

烹饪秘籍

在春卷的拌馅儿中适量加些面粉，能避免炸制过程中馅儿内菜汁流出煳锅底的现象。

炸猪排时，在有筋的地方割2～3个切口，炸出来的猪排就不会收缩。

将鸡肉先腌一会儿，封上护膜放入冰箱，待炸时再取出，炸出的鸡肉酥脆可口。

煎荷包蛋时，在平底锅放足油，在热油中撒点面粉，蛋会煎得黄亮好看，油也不易溅出锅外；油微热时蛋下锅，鸡蛋慢慢变熟，外观美，不粘锅；在蛋黄即将凝固之际浇一点冷开水，会使蛋又黄又嫩。

炒鸡蛋时加入几滴醋，炒出的蛋松软味香。

炒茄子时，在锅里放点醋，炒出的茄子颜色不会变黑。

看虫洞挑蔬菜　不准

很多人买菜喜欢挑蔬菜叶上有点虫洞的，有虫子吃过的蔬菜当然没打过农药，要相对安全些。郑州市惠济区健康教育所专家孙志永却对这种做法提出了质疑，认为这种说法是靠不住的。

因为，叶片上的虫洞会随着叶片的生长而增大，虫洞多的蔬菜只能说明曾经有过虫害，并不表示后来没有施用过农药。其实，蔬菜有多虫蔬菜和少虫蔬菜之分，多虫蔬菜，如大白菜、卷心菜、花菜等，容易受害虫"青睐"，菜叶上会有虫洞，需要经常喷药防治，容易形成农药残留，可见，虫洞多的蔬菜反而是"农药大户"。而少虫蔬菜，如茼蒿、生菜、芹菜、胡萝卜、洋葱、韭菜等，虫子不大爱吃，所以不必常喷药，菜叶上虫洞也较少，如果喜欢吃，相对安全些。而对于多虫蔬菜，可以买回后用清水泡 5～10 分钟，最好使用果蔬解毒剂，分解处理残留农药，再用流动的水冲洗 2～3 分钟，也可以放心食用了。需要注意的是，由于化学肥料的施用量大，特别是氮肥（如尿素、硫酸铵等）的施用量过大，会造成蔬菜硝酸盐污染比较严重，这种蔬菜进入胃肠道后会被还原为亚硝酸，亚硝酸与胃肠道内的化学物质结合形成亚硝胺，是一种致癌物质。

对市场上的蔬菜检测后发现，硝酸盐含量由强到弱的排列是：根菜类、薯芋类、绿叶菜类、白菜类、葱蒜类、豆类、瓜类、茄果类、食用菌类，其中的硝酸盐含量差别可达 10 倍左右。其规律是蔬菜的根、茎、叶的污染程度远远高于花、果、种子，这可能是生物界普遍存在的保护性反应，所以应尽可能多吃些瓜、果、豆和食用菌，如黄瓜、番茄、毛豆、香菇等。

冬令买水果当心三大陷阱

漂亮果篮藏烂果

果篮好看内里却未必实在，买果篮别被外包装迷惑。买进口水果的话还要看标签须有中、外文对照，目前常见的进口水果有蛇果、水晶梨、奇异果、柠檬、山荔枝等。

消费建议　最好自己挑好水果再放进篮子，对打折的果篮长个心眼。

催熟水果反季卖

农科院有关专家指出，我国水果大多集中在 6~11 月份上市，非常规季节品种数量极少。如果是按照反季节水果种植规范生产的水果，以大棚栽种为主又属无公害食品，那么其品质和正常季节的水果差别不大，但怕就怕施加了催熟剂的"问题"反季节水果，其生长期是被禁用物质强行变短的。

消费建议：不买有相应症状的催熟水果——

草莓：中间有空心、形状不规则并体形过大，颜色新鲜了，果味却变淡了。

香蕉：表皮虽嫩黄好看，但有可能是二氧化硫作用的结果，果肉吃上去不软不甜。

西瓜：条纹不均匀，瓜瓤特别鲜艳但瓜子却是白色的，可能中空，吃完嘴里有异味，这是拜膨大剂所赐。

"整容"水果不实在

给蛇果打蜡，给橙子加色（素）……现在给水果做"美容"也是一种生意经。有从事多年水果销售的业内人士透露，给水果打上食用蜡是国际上允许的保鲜方法，但因为专用果蜡要几十元一瓶，一般小商小贩还舍不得花，如果购买专门的水果打蜡机，价格就更高了。所以目前市场上的水果有相当一部分打的并非果蜡，甚至可能是工业蜡。

消费建议　买水果不要只看外表，颜色不要一味求光鲜，关键要颜色和气味都正常。价格便宜的本地水果一般不会"整容"，可多选购一些外表"朴实"的水果。即便要选合理打蜡的水果，安全起见还是削皮吃最好，因为一般的蜡不是水溶性的，水洗不掉表皮的蜡。

下馆子点菜有学问

从营养平衡来说，目前许多宴席上的食物看起来虽然极其丰盛，却存在着严重的营养不平衡问题：荤食多、素食少；菜肴多、主食少；缺乏粗粮薯类，油脂用量惊人，此外还要饮用大量酒和甜饮料。这种状况便造成蛋白质、脂肪过剩，许多维生素、矿物质和膳食纤维缺乏。

菜肴搭配要合理　点菜是把住营养、安全的重要一关。注意荤素搭配，多点些蔬菜、豆腐、食用菌等素菜，少点油腻、煎炸菜肴。菜肴中应有二分之一来自各种蔬菜、菌类和豆制品。若是担心素菜显得不够"高档"，可选择配些草菇、香菇、白果、栗子、虾仁、鲜贝等具有"美食感"素材的菜肴。

餐前先喝汤　最好在餐前上一碗汤，再点些含有碳水化合物的冷菜，比如桂花藕、山药丝、葛根粉条、荞麦面、南瓜块、土豆泥等，加上清爽凉拌蔬菜，避免空腹摄入大量油腻食品。尽早上些淡味的主食，不要到酒足菜饱时才想起主食。如果只吃菜不吃饭，必然造成蛋白质、脂肪、盐摄入太多的结果。同时，还要尽量避免油酥类和煎炸类主食和小点。它们实际上含有非常高的脂肪，而且往往含有大量饱和脂肪，对身体极为不利。例如，起层的各种酥点的脂肪含量往往在30%以上。

另外，应减少宴饮的频度，一般每周下馆子不超过3次，饮高度酒不超过 1 次，尤其不应吃连席。回家后的饮食要清淡，以素为主，少放油盐，优先补充宴席上所缺乏的蔬菜、水果、杂粮、豆制品、牛奶、海藻等。比如，中午吃了宴席，晚上最好吃杂粮粥加凉拌蔬菜，并补充水果。

三种水果制作果酱

香蕉酱　香蕉 3 根，切碎。锅里放入一块黄油，加热融化后，加入香蕉和 150 毫升牛奶，不停搅拌，直至变得黏稠，关火放凉后，根据口味加适量蜂蜜，搅拌均匀即可。

橘子酱　橘子 500 克，冰糖 50 克。先取一个橘子，洗净，用擦丝器将表皮擦成细丝，将橘皮丝加少许盐腌 10 分钟左右后，用水反复洗净，挤掉水分待用。剥掉其他橘子的外皮，去橘络、去籽，仅留果肉。将果肉抓散，连汁倒入锅中，加入冰糖和橘皮丝，用小火煮，大概煮半个小时，期间不时搅拌一下，直到变得黏稠，即可关火。趁热装入可密封的瓶子中，冷却后放入冰箱保存。

葡萄酱　葡萄 250 克洗净、去皮、去籽，放入碗中，加糖适量，拌匀后静置 1 小时，待葡萄中的水分充分渗出。果肉带汁一同倒入锅中，小火慢慢熬到汁液黏稠，加入少量柠檬汁，拌匀，关火冷却后即成。

月饼与茶的完美混搭

甜味月饼：豆沙、莲蓉、水果等

超甜的月饼需要助消化的茶品。清淡的绿茶能增进葡萄糖的代谢，不让过多的糖分停留在体内。比如苏式月饼酥松甜腻、糖味较重，而水果月饼本身已经带有水果甜丝丝的味道，所以，最适合清香绿茶来调和。

提示：泡绿茶的水温要在70℃以下，否则容易破坏它丰富的维生素 C 与儿茶素。

较油腻的月饼：蛋黄酥、香菇卤肉、五仁等

油腻的月饼适合重口味的茶水，去除口感上的油腻。普洱茶是上乘的选择。吃月饼后，喝杯热普洱茶，也便于消化。

提示：泡发酵过的普洱，水温要在100℃，且前一两泡要倒掉，才能去除杂质，也能更入味。

咸甜味月饼：绿豆沙、椒盐等

乌龙茶是半发酵茶，不如绿茶来得生涩，带有温润的口感，搭配咸甜月饼能衬出咸甜口味的平和之感。

提示：乌龙茶要喝温热的，乌龙茶冷后性寒，对胃不利。

清淡月饼：抹茶、山药等

红茶性温，清淡月饼搭配红茶更能品出淡淡的甜味，更能体现月饼的本味。

提示：冲泡红茶的水温要在 80℃ 左右，只有这样泡出来的茶汤色清澈不浑，香气醇正。

外苦内甜的白瓜能吃吗

有一种白瓜，整瓜皮白或浅黄，有的地方微微泛青，削皮后吃进嘴里，靠近皮部的肉有明显的苦味，但瓜瓤部分看起来却是熟透了，吃进嘴里很甜。专家介绍，这样的白瓜可以吃，但靠近皮部 4 毫米的硬皮是不能吃的。因为瓜肉尚未成熟，其生物碱未转化成糖。

涮火锅注意啥

首选酸汤或清汤。酸汤能开胃清火，去腻除燥，消暑健体。此外，夏季人体出汗多，易损失水分，酸汤火锅的酸味能敛汗祛湿。除了酸汤，清汤也是不错的选择。

素菜占 70%，点盘豆腐。夏天吃火锅一定要少荤多素，蔬菜最好能占到70%以上。此外，还可以在火锅中加些豆腐，有一定的清热泻火作用。

吃香油蒜泥调料。夏季细菌易繁殖传播，很容易导致腹泻。所以，一定要在蘸料里放点姜末、蒜末或蒜汁，姜可刺激胃液分泌，蒜具有明显的抑菌、杀菌和抗病毒感染的作用。此外，最好能将麻酱换成香油，这样可减少热量摄入。

少喝冰镇饮料或啤酒。冰镇饮料容易让消化道黏膜表面的保护性结构受到破坏，出现肠胃不适等消化系统疾病。而啤酒中嘌呤含量较高，配合肉类海鲜一起吃，易引发痛风。吃火锅时最好的饮料是常温的白开水和茶水。若选冰镇饮料，吃热菜和喝冷饮之间最好间隔3分钟以上，喝的时候也最好小口啜饮。

西瓜采摘后一周内应吃掉

西瓜采摘后一般一周之内应吃掉。水果店买到的西瓜很可能已经是采摘后几天时间了，买回去之后尽早吃掉。买西瓜时要看瓜的皮色、纹路清晰与否，刚成熟的好瓜（即熟瓜），瓜皮色泽光亮。果柄最好从瓜蒂开始由粗到细呈自然旋转状，瓜脐要小。如果留在瓜头上的瓜藤是绿色的，说明是刚采摘比较新鲜的瓜；如果瓜藤变黄枯萎的，甚至瓜柄已枯干，就是所谓的"死藤瓜"或者是"早采瓜"，就不适合购买。

端午节，除了吃粽子还吃什么

除了粽子，端午民间还有吃"五黄"——黄鱼、黄鳝、黄瓜、咸蛋黄、雄黄酒的食俗。黄瓜和咸蛋黄太寻常了，雄黄酒又略带毒性，更多被推崇的其实是"双黄"。端午前夕，带你寻觅时下最新鲜最肥美的黄鱼和黄鳝！

买条黄鱼过端午

在江浙地区，有一种颇有点儿极端的说法——宁可卖掉棉被也要买条黄鱼一尝美味。由此足见鲜美的黄鱼在人们心目中的地位。

黄鱼有大小黄鱼之分。清明至谷雨是小黄鱼的汛期，到了端午节前后则开始了大黄鱼的汛期，这时的黄鱼身型肥美，鳞色金黄，发育达到了顶点，最具食用价值。黄鱼好吃，在于刺少，在于肉嫩。肉质的特点也很突出，呈大蒜瓣状，极其细嫩，只消用筷子轻轻一拨，肉骨即分离，抿上一口，舌头舔舔就会碎的感觉。

端午黄鳝赛人参

端午节的传统吃食里，就鲜美来说，黄鳝仅次于黄鱼。经过春季的觅食摄生，初夏的黄鳝圆肥丰满，肉质柔嫩鲜美，营养丰富，不仅吃起来味道好，对人身体也具有滋补功能。因此，民间向来就有"端午黄鳝赛人参"的说法。

薄皮大馅儿不是好饺子

怎样的饺子才是既美味又健康的呢？

不要追求薄皮大馅儿。这样容易造成人体摄入碳水化合物的量不够，同时又摄入过多的肉，并不利于营养均衡。

绞好的肉馅儿也要剁一剁。绞好的肉馅儿往往没有被剁细，肌球蛋白出不来，就没法起到吸水作用，不能使肉馅儿充分变黏。因此，已经绞好的肉馅儿也要再剁一剁，这样的肉馅儿不仅吸水性更好，鲜味也会更浓。

瘦肉为主，少用肥肉。很多人习惯包饺子时多放肥肉，认为吃着香，但肥肉中的饱和脂肪含量往往较高，对健康不利。并且按照膳食酸碱平衡的原则，"酸性"的肉类，应当与"碱性"的蔬菜原料相平衡，所以最好一份肉类搭配两份蔬菜。

加点干菜留住蔬菜汁。在把大白菜、韭菜等蔬菜切成碎末时，大量菜汁也溢了出来。一般传统的习惯是将菜汁挤掉，以免包不成形。但这种做法会让蔬菜中维生素流失，从而错失最宝贵的营养精华。为了保留住蔬菜汁，可以把蔬菜与一些吸水的食材一起剁切，如干紫菜、干裙带菜、干香菇等。

有些食物不能吃新鲜的

一般来讲，食物要趁鲜吃，越新鲜营养价值越高，但这一原则适合所有食物吗？中国营养学会秘书长贾健斌和北京广安门医院食疗营养部主任王宜介绍说，以下几种新鲜食物需谨慎食用。

新鲜牛奶。现挤出的牛奶带菌，比如布氏杆菌、结核杆菌等，容易引起人畜共患传染病。此外，这种"新鲜牛奶"也无法保证挤奶的环境卫生、容器消毒情况以及挤奶员的健康状况等。因此，人们还是去超市买正规厂家生产的牛奶比较安全。

新鲜茶叶。所谓新茶是指采摘下来不足一个月的茶叶，比如当季的春茶。刚采摘制成的春茶中，含有活性较强的鞣酸、生物碱等物质，若大量饮用，能使人的神经系统极度兴奋，似醉酒一般地出现血液循环加快，心率加快，使人感到心慌。因此，应注意饮新茶不宜过浓、过量，最好能放置一段时间，待茶中的多酚类物质部分氧化后再喝。

鲜黄花菜。鲜黄花菜中含有秋水仙碱，经肠道吸收后可在体内转变成有毒物质，引起食用者中毒。相比之下，干制黄花菜在制作的过程中经过水蒸气熏蒸、晾晒等工序，能够去除大部分的秋水仙碱，更加安全。秋水仙碱可溶于水，因此，如果吃鲜黄花菜，一定要先经过焯水、泡煮等过程，干黄花菜在食用前最好也要浸泡一下。

新鲜木耳。鲜木耳含有一种特殊成分，化学名称"卟啉"。卟啉是一种光感物质，人食用鲜木耳后，经太阳的照射，会引发植物日光性皮炎，可引起皮肤瘙痒，皮肤暴露部分出现红肿、痒痛。而干木耳是经暴晒处理的成品，在暴晒过程中会分解大部分卟啉，食用前又经水浸泡，其中含有的剩余毒素会溶于水，使水发的干木耳无毒。需要注意的是，浸泡干木耳时需多换几次水。

新鲜腌菜。新鲜蔬菜都含有一定量的硝酸盐，在盐腌过程中，它会被还原成亚硝酸盐，浓度达到一个高峰之后，亚硝酸盐又渐渐被细菌所利用或分解。而亚硝酸盐有一定的致癌性。一般来说，腌菜中亚硝酸盐最多的时候出现在开始腌制以后的两三天到十几天之间。因此，腌菜最好要在腌制二十天以后再吃。

有些菜天生是绝配

有一些著名的家常菜格外受人们喜爱，比如土豆炖牛肉、鲶鱼烧豆腐、青椒炒木耳等。除了传统习惯等文化层次的因素之外，这些搭配在营养和口感上其实也是很科学的。

增强鲜味。食物中的肌苷酸盐和鸟苷酸盐不仅可以产生鲜味，还可以与谷氨酸盐发生"协同作用"，它们同时使用时，产生的"鲜味"远远大于各自单独使用时。土豆中含有比较多的谷氨酸盐，而牛肉中不仅含有谷氨酸盐，还含有很多肌苷酸盐和鸟苷酸盐。两者同煮，味道更鲜。

改善口感和口味。以木瓜炖排骨为例，木瓜中含有一种特别的酶——木瓜蛋白酶，它是嫩肉粉的主要成分，能把动物肉的大分子蛋白质水解成小分子肽或氨基酸，不但能提高蛋白质利用率，还能使肉变得更嫩。

促进营养吸收。没有一种食物的营养是完美的，不同食材进行搭配，不但营养能互补，还能促进某些营养素吸收，豆腐中的蛋氨酸含量较少，苯丙氨酸较高，而鱼肉却恰恰相反，两者同食，能很好地进行氨基酸互补。更重要的是，豆腐含钙多，而鱼肉中丰富的维生素 D 能加强人体对钙的吸收。因此，鲶鱼烧豆腐就是一道很好的补钙家常菜。

减少有害物质。肥肉中的胆固醇和饱和脂肪酸让不少人望而却步，而膳食纤维可以帮助胆固醇从人体排出，减少饱和脂肪酸对人体的伤害，梅菜扣肉和黄豆煨排骨等就符合这一营养原则。

吃笋　先解决五个难题

笋壳难剥　笋尖朝下，用刀在笋的根部开一刀，把笋一分为二，然后一只手拿着笋的根部，另一只手在笋尖处轻轻掰开笋壳，一根粗大的竹笋 10 秒钟即可搞定。

切笋易碎　笋就算小心翼翼地切好了不碎，一下锅烹炒还是遭殃了。解决这个问题很简单，就是整块的竹笋直接放入烧开的水中氽烫两分钟左右再切。

涩味难除 笋有涩味，余烫的时候加点料酒和糖，可以适当减少笋的涩味；炒的时候，也要放入料酒与糖，最后加生抽焖煮，去涩味同时还能烹出肉味。

笋难入味 在爆香姜蒜时，油可以适当多加点，然后倒入笋煸炒至笋变色。不煸炒笋没那么香，而且味也很寡淡。

鲜笋难挑 挑笋要挑那些又矮又胖的，当然最好是刚从土里冒小尖儿，也就是笋大部分还是在土里的，这样的笋最嫩了；笋尖如果很硬且带青色了，就表示这笋纤维粗老了。

带你品尝各地的辣

贵州的辣——酸辣

贵州的辣中透着一股酸，那股酸是西红柿熬出来的酸，酸里还带着甜。

说起酸辣，必然会想到著名的酸汤鱼。煮鱼时先将红红的酸水倒入铁锅，投入适量姜丝、大蒜、食盐，并伴有酸西红柿、酸笋子、酸菜、鱼香菜等，加大火候，炖到滚开放入鱼块即可。

四川的辣——麻辣

四川人吃辣椒讲究辣香，四川特有辣香调味品胡辣椒，那特殊的糊辣香让人嗅而垂涎。正宗川菜，注重调味，离不开三椒（即辣椒、胡椒、花椒）和鲜姜，故饮食业专家对川菜有"一菜一格、百菜百味"的评价。仅味别一项，就有家常味、卤香味、鱼香味、咸鲜味、糖醋味、姜汁味、辣麻味、葱油味、蒜泥味等几十种味型。

湖南的辣——香辣

跟川菜的麻辣相比，湖南菜放的却是纯辣椒。湖南人吃辣椒，除了一般的做菜、佐味外，还有剁辣椒、腌辣椒、泡辣椒、辣椒酱、辣椒油等。湘菜的特点是油多味重，常常是热辣辣、油汪汪的一盘，菜上撒了葱末，闻着胃口就开了。比如湖南的招牌菜剁椒鱼头，鱼头上铺了一层红红的尖椒，味道滑嫩入味，香气四溢。

陕西的辣——油泼辣

陕西人通常把辣椒叫作辣子，往往没有辣子吃不下饭。他们吃面条，要用油泼辣子调得通红。吃馒头，要将油泼辣子夹在其中，叫作油泼辣子热蒸馍。

当然，全国能吃辣的地方远不止这几个，比如江西的辣、湖北的辣、东北朝鲜族的辣等，也都别具特色。

橄榄调和油 ≠ 橄榄油

橄榄调和油，任何人都会认为里面一定含有大量的橄榄油，可结果怎样呢？在某些橄榄调和油中，橄榄油所占比例不到1%！

目前我们国家没有调和油的国家标准，因此，那些调和油的制造商也正好利用法规的缺失，用比例极少的橄榄油，加工制造价格昂贵的"橄榄调和油"！

如果橄榄油还不到1%，那么其他的部分用了什么油呢？很多制造者采用了廉价的进口棕榈油。棕榈油与椰子油、可可油是植物油中为数不多的特例，即与动物油一样，饱和脂肪酸含量较高，其中棕榈油中的饱和脂肪酸含量几乎与猪油相当，而经常食用饱和脂肪酸含量高的油脂，对血管健康威胁极大。

有些食物一定要洗

压制燕麦片 和整粒的燕麦不同，由于燕麦片由燕麦压制而成，因此使很多人清洗时无从下手。其实，洗法很简单，在热水里泡2～3分钟，再放在冷水里泡4～5分钟，此时洗出来的燕麦片就干净了，直接可以用来熬粥。

粉丝、粉条 粉丝、粉条在制成后需要晾晒，这时会有大量的灰尘沾到粉条上，在菜市场售卖时也会沾上很多灰尘和细菌，所以做菜之前一定要洗。方法是用盆装满温水，把粉条剪成小条，然后轻轻搓洗。

紫菜 紫菜在晒制的过程中可能会沾上小贝壳或沙子，食用前先在温水里泡三四分钟，然后用漏勺捞起来就可以了。

大枣 不论是散装的还是免洗包装的，由于大枣表面自身褶皱多，其中可能含有一些灰尘和微生物。清洗时，先用冷水泡半小时，再用热水泡，待泡到红枣褶皱快撑起来时，再搅动水，动作猛一点，然后换水冲洗两次，这样就差不多了。此时的大枣不但皱褶内泥沙尽除，并且柔软丰盈，口感最好。

自己动手做健康味精

炒菜或煲汤的时候，不放味精或鸡精，总感觉少了鲜味儿，但放了味精又总觉得不健康。有没有一种既美味又健康，吃起来还没有心理负担的"健康调味料"呢？其实，用天然的食材做调味料，味道比含添加剂的人工调味料还要好。

香菇粉：干香菇（150克），擦掉表面浮灰后（千万不要用水清洗），用手掰成小块儿，放入搅拌器里打碎成粉末，放入密封瓶中保存即可。

用法：香菇粉可以放入各种汤里，还可以用于各种炒菜和咸菜的制作中，用来代替味精，用量大约在1/2茶匙（3克）；在做饺子、包子、肉饼馅儿时可以多添加一些，味道非常好。

紫菜粉：将紫菜（大约100克）用剪刀剪成小块儿，放入搅拌器里打碎成粉末，放入密封瓶中保存，千万不要进水或受潮，否则会成团，没法使用。

用法：紫菜粉可以放入各种汤里和炒菜中，味道非常鲜美，用量在1茶匙（5克）左右。

小鱼粉：将干的小银鱼（大约200克），去掉内脏，放入锅中，用小火慢慢烘干，将炒出的杂质倒掉不要。将炒好的鱼自然冷却至干，然后放入搅拌器里打碎成粉末，放入密封瓶中保存。

用法：这款味精可以放入海带汤、大酱汤、海鲜汤等中用来提味，用量根据自己的喜好，1/2 茶匙（3 克）可供大家参考。

彩色食品不宜常吃

目前，市场上各种食品花样很多，琳琅满目，有些食品譬如饼干、糕点等，不仅样式各种各样，更有些生产厂家在色彩上下了一番功夫，将食品做得五颜六色，非常漂亮，看上去让人食欲大增，尤其深受少年儿童的青睐。

研究人员发现，将食物做得颜色很鲜艳，或者用精美鲜艳的器皿吃饭，对人的食欲有着较好的促进作用。然而，彩色食品，即便是正规厂家生产出的"合格"的食品，在健康程度上，相对于素色食品仍然略逊一筹，因此，人们，尤其是少年儿童不宜常吃彩色食品。

这是由于，彩色食品虽然看上去色泽诱人，但是它所含的物质相对来说较不安全。食品中五颜六色的色彩，大多是各种合成的色素和染料，这些色素和染料都是由工业原料加工而成，尽管经过层层加工、萃取，已经达到了政府规定的可食用的标准，但是仍然会不可避免地存在一定的毒性，长期食用，对人的身体健康有害无益。

如果人们经常食用此类的彩色食品，虽然不会立即出现临床上的中毒症状，但是有害物质会在人体中形成蓄积、滞留、残存，严重者会导致慢性中毒。慢性中毒的表现多为新陈代谢功能紊乱、细胞结构受损变异、多种活性酶的正常功能受到干扰，症状经常表现为腹泻、腹痛、消化不良等。

对于儿童来说，多吃彩色食品害处更多也更大，一方面儿童正处于发育期，身体各类器官功能尚未稳定、健全，彩色食品中的毒素更难通过新陈代谢有效地排出来；另一方面儿童的神经系统比较脆弱，如果经常受到化学物质的刺激，会导致神经功能的受损，引发儿童多动、易怒、好斗以及智力下降等多种不良后果。

食品包装安全消费警示

用锡纸时别加调料

锡箔中含铅量高达50%左右，若被吸入呼吸道，会沉积在肺部，导致慢性中毒。因此，用锡纸时最好不要加调味酱或柠檬。可用菜叶代替锡箔，或以笋壳、茭白壳垫底，不仅无污染，且味道鲜美。

注意不锈钢锅的锰含量

目前我国对不锈钢产品中的锰含量并没有要求，因此不少厂家在不锈钢餐具中加入过量的锰来替代较贵重的镍，这不但影响防腐性能，还易使人出现食欲不振、呕吐腹泻、肠道紊乱等症状。

因此，购买时一定要看有害金属是否超标，使用时也尽量不要用力摩擦、敲击锅体。

少买贴有标签的果蔬

果蔬标签中的黏合剂含有苯等对人体有害的化学物质，它们会渗透到食物内部，食用后易使人出现呕吐、胃痛、头昏、失眠等症状。因此，尽量少买贴有标签的果蔬。

罐装饮料最好倒出来喝

易拉罐的拉环处很容易藏匿脏物，直接用嘴对着罐口喝很可能会引发疾病。因此，罐装饮料最好也要倒出来喝。

拧开瓶盖后要擦擦瓶口

瓶装饮料中，起密闭作用的是螺纹瓶盖。瓶盖螺纹处缺少保护，一旦有灰尘或细菌进入，就会对瓶口造成污染，因此瓶装水最好倒出来喝，或用消毒纸巾擦拭一遍。

鱼鳞营养高 可做鱼鳞冻

吃鱼先刮鱼鳞，在很多人看来是常识，实际上鱼鳞有很高的营养，弃之可惜。

鱼鳞的主要成分是蛋白，有美容功效，还含有胆碱，可增强记忆力。还含有多种不饱和脂肪酸，对防治动脉硬化、高血压及心脏病都有一定作用。

可是鱼鳞怎么吃呢？做成鱼鳞冻是不错的选择，尤其是草鱼、鲢鱼等大鳞片鱼的鱼鳞最适合。具体做法很简单：把刮掉的鱼鳞收集起来洗干净放入碗中，加少许水，放入高压锅中隔水炖，大约 20 分钟就可以看到一碗淡乳白色凝胶状的鱼鳞冻做好了。

鱼鳞冻可以直接食用，比如切片与凉调，还可以炖汤时加进去提鲜、增色。比如在炖鱼汤的时候加两勺，这样不用先煎鱼，鱼汤也能变成乳白色，炖羊肉汤的时候也可以加几勺，羊肉汤也能变得乳白，味道也更鲜香。

饼干、蛋糕、面包哪个好

饼干　饼干分两类，一类的原料是面粉、油、糖、鸡蛋、奶粉、牛奶，再加上一些辅料（比如巧克力之类）。这类饼干的酥松主要来自油（主要是黄油），所以这类饼干能量很高，过量食用对身体健康不利。另一类饼干，除了跟前面那类饼干原料一样外，它的酥松靠的是泡打粉和小苏打，属于添加剂范畴。这类饼干相对前面那类，食用油虽然少了，但增加了添加剂的成分，因此，建议也不要过量食用。

蛋糕　蛋糕相比饼干，鸡蛋的量大大增加了，面粉相对会少一点，而糖和油的比例基本上差不多，也是高热量的食品。外面买的蛋糕一般会加蛋糕油，也是一种添加剂。日常生活中，蛋糕也不要过量食用。

面包　面包的主要原料是面粉、酵母，其次是糖、油，再加上其他辅料。酵母在发酵面粉的时候会产生 B 族维生素。通过比较可以看出，面包是比较理想的健康食物，既能吃饱又能补充 B 族维生素，添加糖和油的量也远远少于饼干和蛋糕。

总体来说，面包好于蛋糕和饼干；自制的好于外面买的；不甜的好于甜的；粗糙的好于精细的；有辅料的（如坚果、水果、蔬菜等）好于没有辅料的。

食品保质期与保存期

通常，在食品的外包装盒上都会标明食用期限，有时它被称为保质期，有时则是保存期。保质期与保存期有什么不同呢？

保质期完全由生产厂家来确定，在保质期内食用，如果身体出现了什么不适，生产厂家是要负责任的。

生产厂家需要对食物进行微生物试验和理化试验，以及通过感官检查等方法，来对食品的质量变化进行客观的分析。食品在保质期内好吃是最主要的要求。而为了安全，保质期一般是用以上这些试验找出食品开始变得不好吃所经过的天数，再乘上0.7~0.8 的系数得出的。所以，刚过保质期并不是马上就不能吃了，期限只作为一个参考，由消费者自己去判断是否还能吃。

与保质期不同，保存期则是用于表示从制造日开始限定在 5 天以内的消费期限。消费期也和保质期一样，通过试验决定。但标有消费期的食品，由于变质较快，如过期食用，风险就高。

土鸡、洋鸡有什么区别

土鸡（与放养鸡、草鸡、笨鸡同属一个概念），是指中国地方纯土鸡种，加上放养为主，很活泼，体重约 3 斤。生长周期一般 4 个月。

洋鸡，指外国引进品种，用饲料喂养，采取关养方式，生长周期一般 50 天左右（又叫速生鸡，多数是宰杀之后进入食堂等场所），体重约 5 斤，肉质特嫩，适合煎炒。

生活中，大家喜欢购买土鸡，认为营养高，适合大补，事实上这是个误区。研究表明，无论土鸡（放养鸡）、笨鸡还是洋鸡，作为提供蛋白质、能量补充，其营养价值差不多，唯一就是口感有差异。

购买时，可以通过辨认鸡脚来识别，通常放养鸡走路多，鸡脚硬，而关养鸡（洋鸡）的鸡脚摸上去软一些。

土鸡野性强，被抓时会强烈挣扎；从外貌上看，鸡毛鲜艳、鸡冠红润。

曲奇饼干"富得流油"

前几天参加了一个制作曲奇饼干的活动，刚开始准备食材，我就被师傅的要求吓了一跳，低筋面粉是主料，而黄油和糖粉的使用量几乎和面粉差不多，另外还需要一些奶精和食盐。将这些原料放入搅拌器中不加水充分搅拌混合，低筋粉和黄油充分混合后，就像一大团奶油，再挤压成一个个小曲奇饼。因为添加了大量黄油，使用过的加工工具和双手都是油晃晃的。

这样做出来的曲奇饼干每100克含脂肪达31.6克，真的是"富得流油"。

曲奇饼干好吃，黄油功不可没，它是将牛奶中的稀奶油和脱脂乳分离，使稀奶油成熟并经搅拌而成，跟奶油相比，脂肪含量更高。市面上有些曲奇会使用牛油，饱和脂肪含量很高。添加的奶精（以精炼氢化植物油和多种食品辅料为原料，经调配、乳化、杀菌、喷雾干燥而成）使曲奇饼干更加美味可口，但摄入过量会影响青少年中枢神经发育，增加成人各种慢性疾病的发病风险。还有一点不得不说，做曲奇饼干使用的低筋面粉，蛋白质含量是6.5% ~ 8.5%，而一般的面粉在11%左右，还有一些维生素和膳食纤维也有减少，总而言之整体营养价值比全麦面粉或标准粉低。

除了曲奇饼干，维夫饼干能量和脂肪含量也很高（每百克含能量529千卡、脂肪35.2克），也应少吃。

苹果醋没那么"神"

利用苹果汁发酵的苹果醋主要成分跟普通醋一样，都是醋酸，但它还含有柠檬酸、苹果酸以及苹果中的维生素、氨基酸、矿物质及多酚类抗氧化物等。

苹果醋具有促进消化、增进食欲的作用，而且丰富的有机酸还能促进铁的吸收。但要说靠喝苹果醋来减肥瘦身、预防癌症，实在是没那么"神"。

目前市场上很多所谓的苹果醋并不是醋，而是甜饮料(配料以水为主，添加了较多的糖)，是用苹果汁加醋酸制成，有的产品甚至用醋和苹果味香料勾兑而成。而且，为了调节口感，加了很多糖，营养价值很低。

喝这样的苹果醋饮料，不但没有任何保健作用，喝多了还会增加糖和能量摄入。过多的添加剂对健康也不利。

因此，一定要买发酵的苹果醋。此外，最好选择苹果汁含量较高的，好的产品会在包装上标出果汁含量，如12%。

关于螃蟹的几大疑问

海蟹和河蟹有什么区别？河蟹和海蟹在营养上各有千秋。同等重量下，河蟹的维生素 A、维生素 B_1、维生素 B_2 和维生素 E 的含量高于海蟹，而钙、钾和镁的含量则要低于海蟹。就大家最关心的胆固醇而言，河蟹的含量是海蟹的两倍多。

蒸螃蟹时产生的白沫能吃吗？怎么蒸能减少？蒸螃蟹的白沫主要是一些水溶性蛋白类物质流出附着于蟹体表面，蒸时其浓缩后受冷凝固下来的白色物质，这层白沫对身体无害。但不是任何蟹在蒸时都会有这种现象的，一般正规养殖的活体蟹不容易出现。因此，要想减少白沫，采购时要挑选健壮的活体蟹，买回家后应把蟹放到干净的水体中静养一段时间，蒸前蟹体要刷洗干净，且蟹钳、蟹爪要用线扎。

吃不完的螃蟹应该怎么存？对于螃蟹，最好还是现吃现蒸。而吃不完的熟蟹，可以装入干净的密闭容器里，放进冰箱熟食区域内冷藏保存，且应尽快食用，整只熟蟹在冷藏室里最多存放 1~2 天，因为蟹肠等内脏器官极易滋生细菌，久存食用会带来安全隐患。如果想存更久的时间，要单独将蟹肉和蟹黄挑出来，放入干净的密闭容器里，再放进冷冻室可保存 1 个月以上。需要提醒的是，吃时一定要重新加热。

为什么吃完螃蟹容易饿？螃蟹、虾、贝之类的高蛋白、低脂肪水产品，食用后饱腹感不强，很多人不吃主食而过量食用海鲜、河鲜，当时觉得挺饱，过两三个小时就觉得饥饿。为此，建议食用螃蟹时，要吃一些米饭或点心等主食，这样既不容易发生蛋白质过量的问题，又不会在饭后短时间内感到饿，且能满足营养均衡需求。

复原乳到底好不好

"复原乳"又称还原奶，是指把乳浓缩、干燥成为浓缩乳（炼乳）或乳粉，再添加适量水，制成与原乳中水、固体物比例相当的乳液。用复原乳可以加工生产出液态牛奶、牛奶冰激凌、牛奶甜点或各种乳饮料等。

由于复原乳的原料经过了多次超高温杀菌，其中所含的牛奶维生素损失较大，蛋白质结构发生了变异，因此对单纯的"牛奶"来说，用还原奶为原料的产品，其营养价值要低于用液态鲜牛奶加工而来的产品。

用复原乳加工乳制品的原因有两个：一是真正的纯鲜牛奶并不能满足所有乳制品企业的生产需要，因为纯鲜牛奶需要的奶源和冷链运输，特别是在奶牛养殖业不发达的地区，企业只能选择奶粉用来生产复原乳；二是还原奶加工设备要求简单，用还原奶加工各种乳制品时，可根据产品需要强化各种维生素、矿物质。

消费者在选择乳制品时，如果冲着牛奶的真正营养，可以优先选择低温巴氏鲜牛奶、发酵乳和常温纯牛奶；如果冲着美味，可选强化各种营养素的还原奶。

野生黑木耳并非更营养

野生黑木耳吃起来脆嫩爽口，口感要胜过人工栽培的黑木耳一筹。野生黑木耳因较难采摘，价格较贵，真正的野生干木耳每斤应在百元以上，而人工栽培黑木耳价格相对便宜。

要说黑木耳的保健功效，木耳多糖是最重要的活性物质之一。研究表明，野生黑木耳木耳多糖含量（19.23%）仅略高于栽培黑木耳（17.78%）。

既然木耳多糖含量相差不多，两种木耳在其他营养成分上有差异吗？研究表明，野生黑木耳中的粗脂肪、粗蛋白、总糖含量比栽培黑木耳高一些。但栽培木耳的粗纤维和铁含量远高于野生品。

可见，与栽培黑木耳相比，野生黑木耳的营养优势并不明显，大家没有必要花大价钱去买所谓的保健效果更好的野生黑木耳，而且现在市面上冒充品较多。

对普通家庭来讲，买优质的普通黑木耳很划算，价格便宜，健康功效一点也不差。按照国家标准，特级黑木耳耳片呈黑褐色或褐色，有光亮感，背面暗灰色，耳片完整均匀，厚度≥1.0毫米；而一级黑木耳没有特级黑木耳的光亮感，耳片基本完整均匀，厚度≥0.7毫米。提醒大家注意，好的干黑木耳分量轻、无异味，但吸水力强，湿木耳重量可达干木耳的十倍左右，而不好的黑木耳吸水力只有五六倍。另外，泡发木耳时最好用冷水，这样木耳吸水量更大、更容易泡开，而且口感比较脆嫩。

天然和人造奶油的区别

奶油分为天然奶油和人造奶油。天然奶油来自牛奶中的脂肪。人造奶油以大豆等植物性油脂为原料，添加水、盐等加工而成，植物油脂在氢化过程中产生的脂肪酸为反式脂肪酸。一般来说，天然奶油中的脂肪吃进人体，7天左右就代谢了，而反式脂肪酸很难在人体内分解，也很难被代谢出去，却很容易囤积在细胞或血管壁上。现介绍一下这两种奶油的分辨法。

看　纯天然奶油呈自然的乳白色，略有发黄，而人造奶油是人为合成，颜色大多呈现亮白色。

搓　取天然奶油、人造奶油分别涂于掌心，进行揉搓。结果，天然奶油很快消失，手掌内剩余少量油脂，像涂了一层护手霜，而人造奶油揉搓很久后，仍在掌心之中。

尝　天然奶油入嘴即化，而人造奶油不易化。

加热　将两种奶油分别放到微波炉里加热1分钟。此时，人造奶油呈泡沫状，体积迅速变大，而天然奶油却变成了液态。

沉水　把等量的天然奶油和人造奶油分别倒入温水中，很快，人造奶油沉到水底，天然奶油则漂浮在水面上。

保存　天然奶油含水分多、油脂少、熔点低，制作裱花蛋糕后，形状不易保持，室温下存放时间稍长，就会变软变形，而人造奶油油脂多，易成型，在室温下存放，形状保持不变。

粗粮饼干藏了不少油

虽说粗粮能量低，且含有丰富的膳食纤维，能增加饱腹感，还能起到润肠通便的作用，但粗粮饼干未必如此。

从超市买来了牛奶饼干、提子饼干和高纤粗粮饼干，将其营养成分进行对比。结果发现，牛奶饼干脂肪含量为15.6克/100克，提子饼干为10克/100克，而粗粮饼干脂肪含量竟达到了33克/100克。而粗粮饼干配料表中配料依次为：小麦粉、精炼植物油、麸皮、白砂糖、起酥油等。粗粮饼干中的确有一定量的麸皮，但排在配料表里的前两位是面粉和植物油，看过配料表就能理解粗粮饼干为何脂肪含量如此高了。

粗粮本身口感粗糙，而且外形松散不易成型，要想让饼干变得可口且不易碎，就必须让大量油脂来帮忙了。很多厂家会加入大量饱和脂肪酸和反式脂肪酸来改造粗粮，使其吃起来很香脆，口感大大改善。

另外，根本尝不到油脂味道的苏打饼干实际脂肪含量也不少，市面上售卖的脂肪含量多在20%甚至更高，苏打饼干同样需要加入一定量的油脂(如动物油脂或起酥油等)，才有酥脆的口感。

合理选购饼干等零食，就得养成查看"营养标签"的习惯。

买食物前先看配料表、营养成分表，这样就不会被花里胡哨的食品名称忽悠了。另外，买饼干尽量选脂肪和能量含量较低的。

另外，《预包装食品营养标签通则 (GB28050-2011)》从 2013 年 1 月 1 日起实施，要求添加有反式脂肪酸的食品必须标注其含量 (但含量小于 0.3 克 /100 克可标记为 0)，大家购买时也应注意。

哪些水产品有高农药残留

浙江省宁波市曾对市售水产品中农药的残留现状进行调查，发现各类水产品中，超标率由高到低，依次为螃蟹、鲫鱼、草鱼、黄鱼、梭子蟹、河虾、鲢鱼、对虾和鳊鱼。当消费者食用了较高农药残留的食品，特别是喷洒了高毒农药不久的食品时，也会引起急性中毒，再长期食用这些食品，农药会在人体内逐渐蓄积，最终会导致机体生理功能发生变化，导致慢性中毒。

为保证食用安全，人们应尽量从正规的、有监管的集贸市场购买鲜鱼和其他水产品。买回家的活鱼，最好养上两三天后再食用。

土猪、土鸡不是"绿色"代名词

很多人觉得，现在的肉不如过去好吃了，这里确实有质量问题，但也有个习惯、感觉的原因。食品科技的有关专家说，从生产上看，肉的风味在肌间脂肪上。与土猪、土鸡、土蛋比，现在的专门品种，以国外的引进品种为主。它的特点是生长快、饲料转化率高、瘦肉率高，加上严格控制出栏体重，肌间脂肪自然沉积少，这可能是不太好吃的一个原因。

很多人喜欢挑选"土猪"、"土鸡蛋"字样的肉食品。其原因是吃天然食物，不吃饲料，满地跑，没有污染、风味好。其实，"土猪"、"土鸡蛋"决不能与安全、绿色画等号。消费者有所不知，散养的"土猪"、"土鸡"也有使用霉变的陈化粮，饲喂农药残留超标的农作物下脚料，还吃泔水等餐厨垃圾。寄生虫病难以控制、患疾病乱用药等也时有发生。而规模养殖场的饲料猪、饲料鸡，只要不违法添加，安全更有保障。

过去养一头猪两年出栏，现在不到半年；过去养只鸡要半年，现在45天。这是不是激素催大的？专家解释说，长期来看，解决畜产品安全问题还是要大力发展标准化规模养殖。一些商品猪地方品种日增800克，包括料肉比在2.6∶1，瘦肉率60%以上等都有严格的配比。从地方土种到专门品种蛋鸡生产性能，料蛋比也有严格的要求。比如，地方黄羽鸡品种，上市日龄45天左右（6~7周龄）是一种规模化科学养殖。把45天出栏集约化养鸡，说成是被激素催成的"速成鸡"，都是以偏概全，也是不准确的。

三招辨别"化学粥"

近日，有爆料称，有不良商家会在砂锅粥中放合成香精，如增香剂香兰素、乙基麦芽酚，虾粥、蟹粥会放红虾粉，让粥看上去更红(虾粉原本是动物饲料)，此外，还会按比例放死虾、蟹等。香港十大食神之一高荣新称，要辨别"化学粥"，可从以下三方面着手：

1. 色：一般的砂锅粥只有虾和蟹是呈红色的，粥汤不会有红色，部分米质加了青菜等熬制后，还可能呈现出淡淡的黄色，所以如果粥呈红色，则可能是加了红虾粉的"化学粥"。

2. 香：香兰素、乙基麦芽酚等均是增香剂，其香味极浓郁，香兰素味偏奶香，乙基麦芽酚偏甜香，而一般熬煮出来的粥香味淡而不腻、绵软悠长，若香味过于浓烈或甜腻，则可能是使用了增香剂。

3. 味：这主要是区分是否使用了死虾、蟹，一般活虾、蟹因为宰杀时新鲜下锅，所以肉质会紧实、细嫩，而死虾、蟹则肉质松散，味道会像吃到面粉类或碎木屑的感觉。

超市"最脏"食物

肉馅儿 我们以为精肉馅儿就是上好的肉制作成的，其实它是各种各样的碎肉通过混合绞制而成的。先不说它的成分都是以脂肪为主，单是卫生条件就会让你觉得脏。因为碎肉在绞制的过程中不仅混杂有加工厂里的灰尘，还有猪毛等，但是当它们混在一起打碎后，我们根本无法分辨。

冰冻鲜虾　一些冰冻虾已经放在冰柜快半年了，只不过在冰冻前经过了各种药水、抗生素的处理后导致它根本就不会腐烂，好比是制作的标本，就算是放上一年，它还是老样子不会变。

罐头食品　现在罐头制品的包装成为最大的问题所在，因为包装里含有的双酚 A 会溶进食物里。如果食用了双酚 A 会导致生殖系统发育异常。

蘑菇并非越贵越有营养

蘑菇是餐桌上的美味，野生菌更是被当成一种高级食品，松露可以卖到上万元一斤。但高身价的背后是否就代表着高营养呢？

其实，鲜蘑菇中 80% 以上都是水，蛋白质含量通常不会超过 5%，这一点所有的蘑菇都一样。蘑菇滋味的鲜美来源主要是一些像谷氨酸或天门冬氨酸这样有味道的氨基酸，以及像肌苷酸、鸟苷酸这样的呈味核苷酸。不过，这些东西并不神奇，谷氨酸是味精的主要成分，而肌苷酸更多出现在鸡精等调味品中。

蘑菇的价格更多是由生长周期和栽培技术所决定的，野生山菌生长周期长，不具备人工栽培条件、价格高。

而摸清蘑菇生长条件后，一切都变得简单起来。种蘑菇不需要珍稀大树和原始森林松针。只要有锯木屑、稻草或者棉籽皮，再混上一些营养物质就可以了。不同的蘑菇，生产周期有明显差异，比如松茸需要300天才能采收一次，而平菇在两个月的种植周期中可以采收4～6次。产量对比足以拉开身价。除此之外，蘑菇的身价跟栽培技术有很大关系，像平菇这样有很长栽培史、栽培技术成熟的蘑菇，自然价格"平易近人"。

这些鸡蛋能吃吗

无蛋黄鸡蛋　鸡蛋在母鸡腹腔中发育的过程是先形成蛋黄，然后再进入输卵管，输卵管壁分泌出蛋清将其包裹，最后形成带壳的鸡蛋。出现鸡蛋没有蛋黄的情况，是因为蛋黄没有进入输卵管，而蛋清形成过程照常进行。那么，这样的鸡蛋个头儿也小，但营养成分和普通鸡蛋无异。当然，不排除一些母鸡喂养不符合标准的饲料，而造成鸡蛋变异，从安全性来考虑，还是不吃为好。

蛋黄有血斑　蛋黄中出现小的血斑，是蛋在形成的过程中，蛋黄表面血管破裂所致。随着蛋存放时间的延长，蛋中的水分由蛋清转移至蛋黄而稀释了血斑。因此，血斑也是衡量鸡蛋是否新鲜的标志，吃的时候只要将血斑去除即可。

蛋黄有绿环　鸡蛋在煮熟后，如果蛋黄周围有绿环，则说明鸡蛋过度烹饪了，或者是未通过冷却而导致蛋中铁和硫结合所形成的，可以正常食用。

蛋白有白色线状带 蛋白出现有白色线状带，这是由于发育不全或刚开始发育的胚胎，称为卵黄系带，起到将蛋黄固定在蛋白中央的作用，不妨碍食用。

鱼丸不是鱼肉

很多人都以为超市里卖的鱼丸、虾丸等真的是用鱼肉、虾肉制作而成的，真实的情况并不是这样的。

不同品牌的鱼丸，如仔细查看其配料表，明显看到排在配料表第一位的是"鱼糜"，接着是水和淀粉及各种食品添加剂。

鱼糜并不是鱼肉或虾肉，而是一种新型的水产品调理食品原料。通过把鱼肉加工成鱼泥，再添加食盐和一定的食品添加剂制作而成。因为在加工过程中鱼肉被充分搅拌，蛋白质分子发生改变产生网状结构，也就形成了富有弹性的黏状胶体。我们吃起来就会感觉有一股嚼劲。但就鱼糜本身而言，营养肯定跟新鲜的鱼肉不能相提并论，而且做鱼糜的鱼肉品质也得不到保证。

这些所谓的鱼丸，不仅营养价值低，而且也属于"三高食品"。

你会吃醋吗

香醋 香醋采用的原料是糯米。在国内，以江苏镇江的香醋最为知名，"酸而不涩、香而微甜、色浓味鲜"。镇江香醋的特点在于拌冷盘、熘素菜、烹鱼肉、炖鸡鸭，可提味增香、去腥解腻、开胃生津。

米醋 米醋以大米为原料，醋酸含量不高，故醋味不烈，在发酵中产生的淡甜味，与老陈醋等的风味有较大差别。米醋最常见的用法，是调成甜酸盐水来制作泡菜；用于热菜调味时，常用来烹制酸汤鱼等菜肴。米醋富含氨基酸和有机酸，可促进糖代谢、消除疲劳、降低胆固醇。

果醋 果醋是以水果为主要原料。它兼有水果和食醋的营养保健功能，含有较多的天然芳香物质有机酸，保持了水果特有的果香，既可做调味品，也可以作为饮品直接饮用。但需要注意的是，果醋也是"醋"，其中的醋酸可能对胃黏膜产生刺激，尽量不要空腹或大量饮用。此外，作为饮料的果醋含糖量都比较高，每天不宜喝太多，最好不超过 200 毫升。

陈醋 陈醋的主要原料是高粱，其典型的特征是浓稠、色泽棕红有光泽；特有的醋香、酯香、熏香、陈香相互衬托，协调而细腻，具有"香、酸、绵、长"的独特风格。在各种醋中，陈醋的酸度较高、颜色也较深，因此常用于烹调酸味浓郁、颜色较深的菜肴，如糖醋鱼等。

认识甜味剂

糖精

糖精是有机化工合成产品，除了在味觉上引起甜的感觉外，对人体没有任何营养价值。

健康提示： 糖精吃多了会影响肠胃消化酶的正常分泌，降低小肠的吸收能力，使人食欲减退。

木糖醇

在自然界中，木糖醇广泛存在于各种水果、蔬菜中，但含量很低。商品木糖醇是用玉米芯、甘蔗渣等农作物，经过深加工而制得的，是一种天然健康的甜味剂。以木糖醇为主要甜味剂的口香糖和糖果已经得到多个国家牙齿保健协会的正式认可。

健康提示： 过量食用木糖醇对胃肠有一定刺激，可能引起腹部不适、胀气、肠鸣。

乳糖醇

乳糖醇的热量约为蔗糖的一半。它稳定性高、不吸湿。乳糖醇用于焙烤食品，当温度升至250℃时，可产生黄色。

健康提示： 乳糖醇的代谢与胰岛素无关，不会增加血糖浓度，可供糖尿病患者食用，但大剂量食用可引起腹泻。

阿斯巴甜

阿斯巴甜的安全性高，被联合国食品添加剂委员会列为GRAS级（公认安全）。阿斯巴甜的甜味纯正，具有和蔗糖极其近似的清爽甜味。

健康提示：在食品和饮料中使用阿斯巴甜替代糖，可显著降低热量，也不会造成龋齿。

甜蜜素

甜蜜素有良好的稳定性。它不仅可以作为甜味剂替代糖精和蔗糖用在食品中，而且在农业生产中可用于苹果、梨、番茄等农作物中，增加果实甜味，缩短果实成熟期。

健康提示：如果经常食用甜蜜素含量超标的饮料或其他食品，会因摄入过量甜蜜素而对人体的肝脏和神经系统造成危害。

牛奶可以这样喝吗

加糖越多越好消化？

牛奶加不加糖，加多少糖完全可以在适度的条件下根据个人喜好添加，和消化关系不大。但在给孩子喝奶时，不要将牛奶调得过甜，这样不仅会使孩子吸收太多的热量，还会形成他爱喝甜饮料的坏习惯。需要注意的是，最好将牛奶晾到温热再加糖，可以避免牛奶与糖在长时间高温下产生不良反应。

可以用炼乳代替牛奶吗？

炼乳是一种将牛奶蒸发后，加入大量蔗糖制成的饮料，相当于"浓缩"牛奶。但并不是所有的"浓缩的都是精华"，它的蛋白质、脂肪和维生素含量都比牛奶少。所以炼乳并不能代替牛奶来喂养孩子。

牛奶搭配巧克力会导致钙流失吗？

有人认为，牛奶所含的蛋白质、钙会和可可中的草酸结合，形成不溶于水的草酸钙，对人体有害，实际并非如此。巧克力中的草酸并没有想象中的那么多，就算单吃巧克力，也会和人体中的钙结合，只要不是超大量食用，牛奶和巧克力就完全可以一起吃。但巧克力的热量很高，在和牛奶一起吃的时候会让人不知不觉吃太多，只要控制好量，牛奶和巧克力可以成为"好搭档"。

牛奶加橘汁不易消化吗？

橘汁这类高果酸的果汁，遇到牛奶中的蛋白质，会产生蛋白质的变性，但实际上这种变性对人体基本没有危害。只有少数抵抗力较差的人，会引起肠胃不适。

专家谈选购酸乳

国家果类及农副加工产品质量监督检验中心高级工程师张岩认为：

按不同的分类标准，酸乳的分类有如下几种：按生产方法分为凝固型酸乳和搅拌型酸乳两类；按脂肪含量高低将酸乳分为：高脂酸乳、全脂酸乳、低脂酸乳、脱脂酸乳四类；按口味分为纯酸乳和风味酸乳两类。

关键指标

1. 蛋白质。不同类型的产品，其蛋白质含量的要求不同，纯酸乳含蛋白质不低于2.9%，风味酸乳含蛋白质不低于2.3%。

2. 脂肪。根据种类的不同，脂肪含量也有差异，纯酸乳含脂肪不低于3.1%、风味酸乳含脂肪不低于2.5%。

3. 非脂乳固体。非脂乳固体能够反映出产品中含有的除脂肪之外的其他物质的含量。国家标准规定，纯酸乳中非脂乳固体含量不低于8.1%。

选购提示

一、买酸乳要选冷藏柜里的产品。正常情况下，活性乳酸菌在0℃~4℃的环境中存活期是静止的，但随着环境温度的升高，乳酸菌会快速繁殖、快速死亡，其营养价值也会大大降低。

二、要辨别真正酸乳，首先要仔细看包装说明，在××乳、××奶字样的右下方，是否隐藏着"饮料"或"饮品"字样，无隐藏字样的才是真正的酸乳；其次要查看配料表，乳酸饮料的第一位原料是水，第二位才是牛奶。

三、合格的酸乳凝块均匀、细腻、无气泡，表面可有少量的乳清析出，呈乳白色或淡黄色，气味清香。搅拌型酸乳由于添加的配料不同，会出现不同色泽。变质的酸乳，有的不凝块，呈流质状态；有的酸味过浓或有酒精发酵味；有的冒气泡，有一股霉味；有的颜色变深黄或发绿。

高档食材　会吃不浪费

鱼翅　与虾蟹搭配营养好　食用鱼翅时，注意搭配禽畜肉以及鱼、虾、蟹等富含色氨酸的食物，能帮助其所含胶原蛋白尽量被人体吸收，可以最充分地发挥其滋补养颜的保健功效。另一方面，鱼翅本身无味，其味全是调味品带来的，美味的奥妙往往全在汤中，所以鱼翅汤的配料都应用最好的材料，才能营造出美妙的口感。

燕窝　文火炖最营养　不要用太多花哨的功夫来烹饪燕窝以免其营养流失，文火隔水炖就是既简单又好的烹饪方法，如冰糖清炖燕窝。

海参　水煮和清炖最适合　从营养角度来说，水煮和清炖的烹饪方式最能保证海参中所含有的营养不易流失，而且味道鲜美，也容易操作。

鲍鱼　文火慢炖保鲜味　吃鲍鱼一定要烹透，不能吃半生不熟的。干鲍比鲜鲍口感好，适合文火慢炖，以保存其鲜美口味，鲍鱼粥也较为滋补。

鹅肝　配红酒口感更好　无论是煎鹅肝还是将鹅肝酱抹在面包片上的吃法，都适合配上一杯红酒，从营养到口感都更好。

黑木耳　偏褐色的好

真正的黑木耳正面是黑褐色，背面是灰白色的，用硫酸镁浸泡过的木耳则两面都呈黑褐色。同时，黑木耳味道很自然，有股清香味，而掺假的木耳有墨汁的臭味。此外，真木耳嚼起来清香可口，而经过硫酸镁浸泡过的木耳又苦又涩。

平菇　小的新鲜

新鲜平菇的菌盖边缘向内包裹着，像把小伞一样扣下来，而且边缘很齐整，没有丝毫的开裂。此外，菌盖小一点的平菇更鲜嫩也更好吃。因为菌盖直径为 5 厘米时是平菇的最佳采收期。

金针菇　黄的好吃

挑金针菇要选菌顶是半球形的，不要长开的，长开的就老了。在做金针菇之前最好用开水焯一下，这样可以起到杀菌的作用。买金针菇时也要留意颜色。白色金针菇韧性大，有点塞牙。而黄的香味浓、口感嫩，更好吃。不过，不管哪种颜色，新鲜金针菇一般没有杂色。只有老了、坏了的，白色金针菇才会变成灰白色。

鲜香菇　挑褶硬的

买鲜香菇首先看外表，新鲜的菌盖比较水灵，菌褶一片一片立着，不会倒塌。没有发霉，颜色也不要特别深，不然是泡水多的。然后，用手试一下，手感不发黏；捏一下，不滴水。闻一闻，没有酸味等异味才好。

买白酒"六注意"

1. 到正规超市、商场购买，索取发票并注明批次、批号；
2. 注意外包装新旧程度，密封是否良好，标志是否清晰等，比如假酒瓶体外有磨损，包装盒发旧，缺少防伪标识；

3. 在酒楼饭店喝酒时要注意自己开酒瓶，名酒的瓶盖大都使用铝质金属防盗盖，其特点是盖体光滑、形状统一、开启方便、盖上的图案及文字整齐清楚、封口严密，若是假冒产品，酒瓶倒过来时往往滴漏而出，盖口不易扭断，而且图案、文字不清；

4. "酒过三巡"再向酒楼买酒时，一定要注意酒是否是真酒，因为此时往往是一些不法酒楼卖假酒的"黄金时段"；

5. 瓶装白酒还可看清浊程度，如果酒液混浊，有漂浮的杂物，酒花密集上翻，分布不均且很快消失，则可能是伪劣酒；

6. 正宗红酒通常呈柔和的琥珀色，瓶底没有沉淀，封口严密、整齐，压印纹理清晰，标签位置字体一致。

调和油都调了什么

调和油是由两种或两种以上的食用油经调配而成的食用油，一般以大豆油和菜子油为主。

各种植物油各自含有不同类别的脂肪酸，每一种植物油的脂肪酸组成与比例都不一样。有了调和油，就避免了单一品种的限制，以及各种营养物质不均衡的限制，人们可以同时吃到几种油质，这不能不说是食用油的一种进步。

但是，专家同时也指出了一个不容忽视的问题，国家目前还没有调和油的生产标准。有的调和油是以一种比较便宜的油为主，略增调其他油质，生产成本并未增加，有的成本可能还下降了；有的声称添加了高档油质，如橄榄油，但究竟添加了多少、多大的比例等未作说明。

白糖、红糖和冰糖的区别

白糖、红糖和冰糖都是从甘蔗和甜菜中提取的，都属于蔗糖的范畴。红糖是蔗糖和糖蜜的混合物；白糖是红糖经洗涤、离心、分蜜、脱光等几道工序制成的；冰糖则是白糖在一定条件下，通过重结晶后形成的。红糖在长期贮存中，由于糖蜜会发生氧化，从而使颜色变深，且有酸味，这时的红糖就不能再食用了。

总的说来，白糖性平，纯度较高；红糖性温，杂质较多；冰糖性凉，是糖的结晶。

在功效方面，适当食用白糖有助于提高机体对钙的吸收。冰糖养阴生津、润肺止咳。红糖具有益气、缓中、助脾化食、补血破瘀等功效。红糖对老年体弱，特别是大病初愈的人，有极好的疗虚进补作用。

奶油和黄油有区别

奶油和黄油都是以全脂鲜奶为原料制成的。奶油也叫稀奶油，它是在对全脂奶的分离中得到的。分离的过程中，牛奶中的脂肪因为比重的不同，质量轻的脂肪球就会浮在上层，成为奶油。奶油中的脂肪含量仅为全脂牛奶的 20% ~ 30%，营养价值介于全脂牛奶和黄油之间。

对牛奶或稀奶油进行剧烈的搅动，使乳脂肪球的蛋白质膜发生破裂，乳脂肪便从小球中流出。失去了蛋白质的保护后，脂肪和水发生分离，它们慢慢上浮，聚集在一起，变为淡黄色。这时候，分离上层脂肪，加盐并压榨除去水分，便成为日常食用的黄油，也叫"白脱"。

黄油是维生素 A 和维生素 D 的极好来源。但是，黄油中含有大量饱和脂肪酸（坏的脂肪）和胆固醇，钙和蛋白质的含量则比较低，营养价值要低于全脂牛奶和奶油。因此，想减肥和需要控制脂肪摄入的人最好少吃。

热带水果的挑选与食用

莲雾　莲雾味甘性凉。莲雾还是解酒妙果。在莲雾中心挖个洞，塞进肉茸，大火蒸十多分钟，便是台湾著名的传统名吃"四海同心"。

挑莲雾的时候，如果选红的，就要挑全是红颜色的；如果选粉的，就要挑全是粉颜色的，不要那种带白的。莲雾的底部张开越大表示越成熟。莲雾底部比较容易藏脏东西，要用水冲洗干净；略泡些盐水后再吃味道更好；吃的时候可将果实底部的果脐切掉。

百香果 成熟的百香果果壳会有凹陷现象，里面的果瓤却更加香甜，散发出香蕉、菠萝、柠檬、草莓、桃子、石榴等多种水果的浓郁香味，因而被誉为百香果。

百香果具有降脂降压、滋阴补肾、增强免疫力等保健作用。将百香果剖开，可用调羹挖出瓤直接食用，也可将果肉舀入杯中，加水和少许蜂蜜冲果汁。

阳桃果 阳桃果皮呈蜡质，果肉酸爽多汁。其可促进食欲，帮助消化，具有养颜美肤的功效。阳桃性稍寒，茶余酒后吃几片阳桃，顿觉口爽神怡。用手掂一掂，一般越沉的汁越多。清洗干净后切除带有涩味的棱边，生食时最好切成条状而非星状，能保证每块甜度均匀；由果头吃到尾，会越吃越香甜。

凤梨释迦 凤梨释迦是释迦与凤梨杂交的后代，外形有点像凤梨，果实味道与荔枝有几分相似，清甜而不腻，且食后不易上火。吃法就像吃西瓜一样，纵向剖开后切片食用。特别需要注意的是，熟软的凤梨释迦可放进冰箱冷藏保鲜；表皮青绿的未熟凤梨释迦不可放进冰箱，若放进一段时间后拿出来，就不会再自熟。

火龙果　火龙果属于凉性水果，寒凉体质的人不宜多吃。火龙果果肉中芝麻状的种子有促进肠胃消化之功能，火龙果是糖尿病和高血压患者的不二选择。另外，由于火龙果整个生长期无病虫危害，几乎可以不使用农药，因此，火龙果是绿色的保健佳果。

蛋的营养差别

鸭蛋　蛋白质含量与鸡蛋相近，但蛋氨酸和苏氨酸含量很高，由于蛋氨酸是白芸豆最缺乏的，因此，白芸豆可与鸭蛋搭配食用。需注意，煮鸭蛋要水开后再煮15分钟，以防沙门氏菌感染。

鹅蛋　蛋白质含量略低于鸡蛋，而脂肪、胆固醇、磷、铁含量高，因此高血脂、急性肾小球肾炎患者不宜食用；而体虚、贫血者宜食用。

鸽子蛋　脂肪和蛋白质含量低于鸡蛋，但钙、铁含量却高于鸡蛋，因此补钙、补血效果会优于鸡蛋。它曾被称作"清宫御食"，又有"动物人参"之称，也很适合老人补肝益肾、女性养颜润肤。

鹌鹑蛋　蛋白质与脂肪含量等同于鸡蛋，而卵磷脂含量却是鸡蛋的3～4倍，对保护肝脏及增强记忆力很有好处。因其胆固醇含量是禽蛋中最高的，高血脂人群要少吃。

冬虫夏草最好常温生服

冬虫夏草的服用方法多种多样，有的人喜欢煲汤喝，有的人打磨成粉或装进胶囊里面直接服用，还有的人泡酒或泡茶饮用。

在冬虫夏草所含的营养中，有水溶性的，有脂溶性的，还有活性成分需要靠酶来分解。从这个角度来说，煲汤或泡茶的话，水溶性的营养成分可以释放出来，泡酒能把醇溶性的营养成分浸泡出来。

但是当温度超过60℃，冬虫夏草中的精华成分如大分子多糖、挥发性物质等将被破坏，造成冬虫夏草精华成分的组成比例改变、无法协同作用而明显降低其功效。当温度在80℃以下加热15分钟时，冬虫夏草中含有的具有抗肿瘤的酸性非限制性DNA内切酶将彻底失活。

有的人直接生吃。但是营养元素往往是被细胞膜和细胞壁紧紧地包裹着的，有些成分在胃酸和酶的作用下，可以释放出来，但是有些却不能。

因此，常温生服（建议＜60℃）是最佳食用方法，不过在服用之前，首先要经过清洁和灭菌处理，使冬虫夏草达到安全食用的程度；其次要通过技术手段进行破膜和破壁，达到人体最佳吸收的颗粒直径，人体才能最大限度地吸收冬虫夏草的营养。

橄榄油的等级怎么识别

目前市场上的橄榄油一般分两大类：一是初榨橄榄油，一是普通橄榄油。

在初榨橄榄油类别里，有特级初榨橄榄油、优级初榨橄榄油、普通初榨橄榄油、低级初榨橄榄油。特级初榨橄榄油是用橄榄鲜果在采摘后 24 小时内压榨出来的纯天然果汁经油水分离制成，其压榨方法采用纯物理低温压榨方法，无任何防腐剂和添加剂，相当于一种果汁，可以直接食用或做凉拌菜用。

在普通橄榄油里，主要有精炼橄榄油和纯橄榄油。精炼橄榄油也称为"二次油"。因用机械方法把油橄榄果直接榨油，质量虽高但产量低，而榨过第一遍的油橄榄渣里仍含有大量未被榨净的橄榄油，于是通过溶解的方法从油渣中提取橄榄油。这类橄榄油虽然质量不及初榨油，但味道也不错，价格较为便宜，可用作烹饪或化妆品。而纯橄榄油是精炼油与一定比例（通常为 10%～30%）的初榨油混合后的产品。

皮糙肉黄的南瓜好吃

南瓜不仅香甜美味，营养价值也十分丰富。南瓜中的多糖、

116

类胡萝卜素、矿物质及氨基酸都是对人体有益的营养物质。同时南瓜具有高钙、高钾、低钠的特点，特别适合中老年人和高血压患者。

选南瓜，看瓜蒂是一个好办法。在春夏时节购买时，若藤茎枯干、脐眼附近有皱纹的会比较味美，成熟度高；若瓜蒂是青绿色，一般是未完全熟透的南瓜。此外，在选择南瓜时应尽量挑选颜色正常、表皮没有损伤。若是买已切开的，则要挑选颜色橘黄的，橘黄色越鲜浓，胡萝卜素含量越多。若南瓜子呈扁平形状，鲜度通常会比较差。若皮粗糙，老而黄，表面略有白霜的南瓜，说明水分少，口感甜、面，煲汤或炖都很好。

南瓜的烹调方法有很多种，功效也不同，如大家常吃的南瓜粥就具有补中益气、解毒杀虫的作用；绿豆南瓜汤具有清热解暑、利尿通淋的效果；脾胃虚弱的人群可以试试南瓜饭；南瓜饼可以作为餐前零食，对血脂异常、糖尿病人也很有好处。

饮料品种多　请您挑着喝

碳酸饮料　以汽水为代表，含有盐分、色素、糖，并充以二氧化碳。因为二氧化碳挥发后能带走热量，故能起到降温和消暑的作用，适合旅途和热天劳累时饮用。但一次不应喝得过多，否则胃内会产生太多的二氧化碳，对胃黏膜造成损害，尤其是胃壁相对薄嫩的幼童更应该少喝。还要注意的是碳酸饮料的糖含量一般较高，糖尿病患者和肥胖人群应慎用。

矿泉水　水质洁净入口清新，还含有少许微量元素，常饮对健康有益。

纯净水　外出旅游、办事和在办公室内偶尔饮用是可以的，因其缺少微量元素，所以不应作为日常生活饮用水饮用。

果蔬汁饮料　含有维生素 C 与无机盐，是夏天人们特别需要补充的。市售的果蔬汁饮料一般纯度不高，还含有香精等添加成分，含糖量也高，故提倡在家自制，比如用杨梅或西红柿煮水，加少量蜂蜜调味即成。

含乳饮料　喝含乳饮料，在补充水的同时还补充了一定的能量和营养成分，适合在劳动和体育运动后饮用。

植物蛋白饮料　用植物果实、种子磨碎后加工配制而成，如杏仁露、核桃乳，含有一定量的蛋白质和多种微量元素。

瓶装茶饮料　现在市场上有些茶饮料主要以香精调配而成，茶叶固有的茶多酚等有益成分含量有限。所以，茶饮料不能与现冲的茶水媲美。

果汁、果露有不同

果汁饮料是采用鲜果（或鲜菜）为原料，经压榨方法取汁，略带黏稠状的液体，一般含可溶性固形物 20% 左右。有的还须配兑部分调味剂和水，如橘子果汁、番茄果汁、刺梨果汁等。

果露则不含果品成分，它是采用柠檬酸、食用色素、香精、食糖，经人工配制而成的。

果汁中含有其果蔬所固有的营养物质，如碳水化合物、维生素、无机盐等，对人体健康有益。

果露的营养成分主要是糖，一些果露以甜菊糖等甜味剂代替糖，所含的营养物质较少，营养价值也较低。相比之下果汁饮料比果露饮料更有益于健康。

如何读懂食品标签"新衣"

由于颁布了《食品标识管理规定》，很多食品换了新包装。那么，如何读懂食物标识"新衣裳"呢？

关键词一：保质期

为了不让营养素过多流失，尽量选择保质期内、离出产日期较近的食品。买散装熟食、糖果、饼干等，也应向销售人员询问清楚，以保证新鲜。

新规定：4 类食物可免标注保质期，分别是乙醇含量 10% 以上（含 10%）的饮料酒、食醋、食用盐和固态食糖类。

贴心提示："免标注保质期"不等于"永不过期"，如果温度过高或湿度过大，也很容易变质。

关键词二：食品添加剂

选购食品，还需注意添加剂种类。果脯蜜饯常因着色剂违规或甜味剂超标被曝光；豆制品、酱腌菜也时常被查出防腐剂过量。有些生产商在标注添加剂时含糊不清，这一点要引起注意。

新规定：食品中直接使用甜味剂、防腐剂、着色剂的，应当注明具体名称。

贴心提示：一般地说，只要添加剂使用量严格按国家标准执行，应该对人体无害，可放心选购。

关键词三：营养成分

有些食品包装用大号字标明某某"营养核桃粉"、某某"强化营养奶"，再仔细看标签，具体强化了什么，营养素又是哪些，根本不见踪影。

新规定："营养"、"强化"类食品应明确标注营养素和热量，并符合国家规定的定量标准。

贴心提示：除了看清标签上的营养成分细节，还要确定营养素是否为自身需要。如强化碘盐，患有甲状腺疾病或对碘较敏感的人不宜食用。

关键词四：食品的治疗功效

把食品宣传成"包治百病"的药品，食物普及的主要对象变成了患者，不仅违背科学，更是一种欺骗。

新规定：食品明示或暗示具有预防、治疗疾病作用的内容，或者非保健食品明示或暗示具有保健作用的内容，均不能在包装上标注。

贴心提示：有些商家在推销过程中，搜罗国外对某种营养成分的研究，暗示能"治疗"疾病，看似"科学"，实则不符合规定，同样值得警惕。

真假鹿茸的辨别

外表：真鹿茸片呈类圆形或椭圆形的薄片，直径 1 ~ 4 厘米，外皮红棕色。而假鹿茸是用动物毛皮包裹动物骨胶等物经仿造而成的。假鹿茸片呈类圆形片，厚薄不均，直径 2 ~ 3.5 厘米，外皮灰褐色，有短毛。

形状：真鹿茸呈圆柱状分支，通常具有一个或两个分支，长 17 ~ 33 厘米，外皮红棕色，多光润；表面密生红黄或棕黄色细茸毛，皮茸紧贴，不易剥离。假鹿茸为带脑骨的"茸"，两个假鹿角相距约 7 厘米，每个为两分支，长 17 厘米。假鹿角与脑骨用胶状物粘连，用力可剥离。脑骨前端平齐，具有较粗糙的毛皮。外毛皮可剥离。

质地：真鹿茸锯口面黄白至黄棕色，里面具蜂窝状细孔，中间渐宽或呈空洞状，有的呈棕褐色。体轻，质硬而脆。假鹿茸切断面棕紫色，无蜂窝状细孔，偶有圆凹点。体重，质坚韧，不易切断。

气味：真鹿茸气微腥，味咸。假鹿茸无腥气，味淡。能溶于水，溶液呈混浊状。

元宵的购买与食用

首先，散装元宵最好不要买。散装的元宵有些属于"三无"产品，有的小作坊随意向元宵中加入添加剂，糖精也存在严重超标现象。此外，彩色元宵也容易存在安全风险，其中可能含色素。但食品专家也表示，并非所有的彩色元宵都含色素，有些元宵用黑糯米制作，或用胡萝卜、菠菜榨汁添加到面粉中制作而成，是不含色素的。识别彩色元宵是否含有色素，一方面可从色彩上判断，如果颜色过艳过重，色彩不够均匀，呈颗粒状，则可能加入了过量的人工合成色素。

专家提醒，老年人和儿童食用元宵时，可将元宵分割成小块食用，细嚼慢咽，不要太急、太快或过量，更不要边吃边说话或边吃边玩，以免发生黏性元宵噎住食道。戴假牙的老年人吃元宵时，更需"多个心眼"。元宵不能多吃，吃多了胃会不舒服。吃时最好食量减半，比如平时能吃四两米饭的，糯米吃二两就足够了。

营养专家提出，元宵的主要成分是糯米粉，含有很高的碳水化合物，馅儿料主要以纯糖、果料等为主，营养和热量都很高。

因此，元宵不能当作主食大量吃，同时与维生素、纤维素含量丰富的蔬菜、水果搭配食用可均衡营养并助消化。

元宵汤圆最好随做随吃。由于元宵和汤圆是用糯米粉制成，糯米粉中含水量较多，若买回来久放，很容易出现变质现象；即便放在冰箱保鲜再食用也会破坏它原有的味道；买速冻元宵汤圆最好查验出厂日期，买回后不要再过久存放。

葡萄酒里干红最好

从色泽区别来看，葡萄酒可以分为红葡萄酒和白葡萄酒，前者是红、黑葡萄带皮发酵而成，有深红、宝石红等，后者是葡萄白肉压榨清汁发酵而成，色泽淡黄或金黄。从舌尖可察觉的甜味来区分，葡萄酒又有干、半干、半甜、甜四种。干葡萄酒又叫干酒，原料中的糖分完全转化成酒精，残糖量在 4 克 / 升以下，所以基本感觉不到甜味，因为其对原料糖分要求不太高，所以价格相对便宜，加之其不易发酵、不易引起细菌生长的优点，不仅是世界市场，也是国内的主要消费品种；半干葡萄酒含糖量在 4~12 克 / 升之间，半甜葡萄酒含糖量在 12~45 克 / 升之间，在国内较少见；甜葡萄酒含糖量超过 45 克 / 升，需要采取含糖量高的葡萄为原料，所以对葡萄的品种、栽植方式和加工装瓶技术的要求都比较高，价格昂贵，在市面上有很多"甜葡萄酒"都是另行添加糖分。

从营养来说，葡萄的多种营养成分都在葡萄皮中，所以红葡萄酒较白葡萄酒更为营养。葡萄皮中富含的白藜芦醇、单宁和花青素，是果肉中所没有的。再加上价格、糖分的考虑，干红应该算最适合大众的葡萄酒了。

葡萄酒虽保健，但是否饮用、饮用多少要依据个人体质而定。不宜饮酒者、没有饮酒习惯者不能因其保健功能而去喝，如肝病、心脏病、糖尿病患者。

春游该吃什么好

对于大部分人来说，只要出门游玩，总会携带面包、方便面、火腿肠、茶鸡蛋、咸菜、罐头、饼干和甜饮料，但这些食物营养素都不太均衡。因此，旅行途中应当对各类食物进行合理搭配，同时注意吃一些维生素C、钙、铁和膳食纤维丰富的食物。

建议仍然携带面包、烧饼等不需要加热即可食用的主食，可以加上少许熟食肉类和茶鸡蛋等作为配合。此外，再加上洗干净的新鲜水果，以及小番茄等蔬果。

自制旅游食品是个好主意。比如紫菜饭卷、发面饼、馅儿饼、素包子、红豆包、全麦煎饼、三明治、汉堡包等。还可以配合一些方便的菜，比如水果蔬菜切好放进盒子，吃的时候用沙拉酱拌一下；也可以做土豆泥、红薯泥等备用；还可以带凉拌木耳、凉拌小水萝卜等传统凉拌蔬菜。自制菜肴一定要注意卫生，凉菜最好多放醋和蒜泥杀菌。还要注意放在密闭的盒子里，加塑料袋包好。

如果不带肉蛋类，也不想让食物过于复杂，一个简单易行的措施是喝牛奶或酸奶。奶类既解饿又解渴，容易消化，又可以边走边喝，随时补充体力，是旅行中的上好食品。

如果出汗比较多，还应当多带一些饮料。以低糖含少量蜂蜜的饮料补水效果最好，加入多种维生素的低糖饮料还有振奋精神的作用，很适合路上饮用。出游时最好的零食是新鲜水果，而不是什么巧克力。因为旅行时一旦蔬菜难以保证，只能用水果来补充维生素 C、钾和膳食纤维。

出游时，早餐质量往往难以保证，适当吃点坚果和水果干作为零食，如瓜子、开心果、松子、杏仁、葡萄干、无花果干等，可以提升早餐的营养品质。

三类蜂王浆的比较识别

新鲜蜂王浆　是一种黏稠状半流体物质，未经冷冻的蜂王浆是朵状型，有光泽感，颜色有浮白、淡黄、微红等色，口感酸涩，略带辛辣。

掺假蜂王浆　掺水蜂王浆一般装在瓶中，从瓶口观察较稀，无块状光泽感。有些掺假手法是在瓶口有少许原浆浮在上面，下面全是掺水蜂王浆。鉴别时，可用一根筷子或玻璃棒插入瓶中搅动一圈，向上提起，如黏附少，下流快，或倒出瓶时流速快，并有清脆响声，则说明其含水量高。掺淀粉蜂王浆原有朵状不明显，光泽感差，滴一点浆在两指间轻擦，有细硬粒感，口尝有甜味。掺蜂蜜（或糖）蜂王浆，掺蜂蜜（或糖）后比重增大，放置时间一长就会分层，且口尝甜味重。

硬化和变质蜂王浆　因气温高或盛浆器皿未消毒，因细菌作用，蜂王浆内产生大量气泡，浆成朵块状，有酸辛辣味，几乎无光泽。

四种萝卜各有"强项"

红萝卜含有大量胡萝卜素，还有丰富的丙氨酸等九种氨基酸和钙、磷、铁等矿物质。红萝卜中含有的胡萝卜素对保护视力、促进儿童生长发育效果显著。红萝卜生吃养血，熟吃补身。红萝卜洗净削皮剁成块与鸡或猪骨煲成汤，营养倍增。

白萝卜中含有蛋白质、脂肪以及丰富的钙，还富含大量的维生素，白萝卜生吃促消化，熟吃补气。跟鸡肉、猪肉、羊肉等炖着吃，可补气顺气。

青萝卜中淀粉酶、蛋白质、钾等矿物质的含量都很高，具有健脾，防治痰多、口干舌渴等功效。每100克水萝卜中含有8克蛋白质，45毫克维生素C以及丰富的膳食纤维，具有利尿、消食等功效。这两种萝卜一般生吃，甜辣相宜，爽脆宜人。

花椰菜保存时间别太长

花椰菜类蔬菜市场上常见的就是白菜花和绿色的西蓝花。花椰菜类是一种肉质化或短缩的花茎，不是一种很成熟稳定的状态，新陈代谢比较快，同时营养流失也较快。所以不宜保存时间过久。

花椰菜类蔬菜比较娇嫩，而碰损或遇水后容易腐坏，家庭保鲜的时候应该注意给它加上一个防护层。比如购买时，不要图便宜一点就把外面的包叶全部去掉，最好买有三四片包叶的，不然花茎一碰就容易变黑，易发霉。此外，花椰菜一般都比较大，如果一次吃不完，剩余的要包上薄膜放入冰箱，千万不要水洗后再保存。西蓝兰花比白菜花颜色深，所含的维生素 C 和胡萝卜素等营养成分更高，同时，也对乙烯更敏感，会迅速老化。所以，如果冰箱里同时放有苹果、西红柿等蔬果的时候，最好给它加一个塑料袋。

健康饮食新建议

美国著名医学网站"网络医学博士"会集了一批权威专家观点，总结出以下几条健康饮食新建议：下馆子为自己点份儿童餐。点一份儿童餐是减少卡路里、饭量合理化的一个好办法，尤其是吃快餐的时候。另一个"少吃"的诀窍是使用小盘子，这样看上去感觉食物分量更多，大脑有了满足感，肚子也会很快满足。吃点甜辣食物。在食物中增加香料或辣椒可以变换口味，有助于促进"早饱"感。如果你想吃甜食，那么可以选择火辣辣的火球糖，既甜又辣，而且低热量。每餐要吃蛋白质。蛋白质是最终使我们感觉吃饱的食物，蛋白质比碳水化合物或脂肪更能满足人们的食欲，而且"吃饱"的感觉会维持更长时间。

合理烹调鱼、蛋、肉

经常采用的蛋类烹调方法是煮、炒、蒸等。在加工过程中，蛋类的营养素损失得不多。但是蛋类不宜过度加热，否则会使蛋白质过分凝固，甚至变硬变韧，影响口感及消化吸收。

鱼类和其他水产动物常采用的烹调方法有煮、蒸、烧、炒、熘等。煮对蛋白质起部分水解作用，对脂肪影响不大，但会使水溶性维生素和矿物质溶于水中，因此汤汁不宜丢弃。蒸时食物与水接触比煮要少，所以可溶性营养素的损失也比较少。烧有红烧、白烧、干烧等，对营养素的影响与水煮相似。

畜、禽肉的烹调方法较多，如炒、烧、爆、炖、蒸、熘、焖、炸、熏、煨等。炒的方法在我国使用最为广泛。其中滑炒和爆炒一般要在炒前挂糊上浆，对营养素有保护作用。炖的方法是用慢火对某些老、韧、硬的原料进行长时间加热，使食物酥烂脱骨、醇浓肥香。焖的方法也是用小火长时间加热，使原料松软成熟。

在炖和焖的加工过程中，蛋白质会发生轻微变性，纤维软化，胶原蛋白变为可溶性白明胶，更易使人体消化吸收。但由于加工过程中加热时间较长，会破坏一些对热不稳定的维生素，如维生素 C、B_1、B_2 等。

调料放多了怎么办

做菜时掌握不好放盐过多，可以放点糖或者少量味精来调和一下；如果是煲汤的话，可以将一把大米用布包好放入汤内，能达到均衡过咸的效果。

如果不小心醋放多了，比较快捷的方法是加适量白糖，即可调和过酸的口味。如果是汤的话，可直接加点水稀释。

炒菜时不慎将辣椒放多了，最简便的方法是再多加些原材料，可以有效地缓解过辣的口味。白糖可谓是除了调过咸以外其他调味太过的"缓冲剂"，同样也能中和过辣口味的菜。一般的炒菜，放入一只鸡蛋同炒，辣味也可大大减轻。

太苦的菜，比如黄豆酱没有调好，或者是炒苦瓜，口味很苦，加点白醋或糖都可以除去苦味。

对于过甜的菜，不妨放些胡萝卜和黄瓜一起炒，便可大大减弱甜腻的口味。如果是甜汤的话，稀释便能轻松解决过甜的问题。

食品掺假的方式有几种

食品掺假是指向食品中非法掺入外观、物理性状或形态相似的非同种类物质的行为，掺入的假物质基本在外观上难以鉴别。食品掺假的方式有以下几种。

1. 掺兑　主要是在食品中掺入一定数量的外观类似的物质取代原食品成分的做法，一般大都是指液体（流体）食品的掺兑。例如：香油掺米汤、食醋掺游离矿酸、啤酒和白酒兑水、牛乳兑水等。

2. 混入　在固体食品中掺入一定数量外观类似的非同种物质，或虽种类相同但掺入食品质量低劣的物质称作混入。例如：面粉中混入滑石粉、藕粉中混入薯粉、味精中混入食盐、糯米粉中混入大米粉等。

3. 抽取　从食品中提取出部分营养成分后仍冒充成分完整，在市场进行销售的做法称为抽取。例如：小麦粉提取出面筋后，其余物质还充当小麦粉销售或掺入正常小麦粉中出售；从牛乳中提取出脂肪后，剩余部分制成乳粉，仍以全脂乳粉在市场出售。

4. 假冒　采取好的、漂亮的精制包装或夸大的标签说明与内装食品的种类、品质、营养成分名不副实的做法称作假冒。例如：

假乳粉、假藕粉、假香油、假麦乳精、假糯米粉等。

5. 粉饰　以色素（或颜料）、香料及其他严禁使用的添加剂对质量低劣的或所含营养成分低的食品进行调味、调色处理后，充当正常食品出售，以此来掩盖低劣的产品质量的做法称为粉饰。例如：糕点加非食用色素、糖精等；将过期霉变的糕点下脚料粉碎后制作饼馅儿；将酸败的挂面断头、下脚料浸泡、粉碎后，与原料混合，再次制作成挂面出售等。

食用橄榄油和美容橄榄油的区别

不是所有的橄榄油都能食用，不是所有的食用橄榄油都能直接涂抹在皮肤上，提炼这两种橄榄油的材质是不一样的。

食用油用的是橄榄果，包括果皮、果肉及果核等，而且不一定是新鲜的果实。美容用油用的是新鲜的优质橄榄果实，从中提取果肉中最精华的部分。他们提炼的过程不一样，美容用油是经过多次提炼，去除了对皮肤不利的成分；而食用的橄榄油是冷压提炼而成的，是橄榄原油。食用橄榄油中含有多酚等物质，容易引起皮肤过敏，它的酸值和色值较高，酸值较高，容易破坏皮肤的弱酸性保护膜，也容易起痘痘，色值较高容易使皮肤变黑。

正确选购猪内脏

猪心　新鲜猪心呈红或淡红色，脂肪为乳白色或微红色，组织结实有弹性，气味正常。变质的猪心呈红褐色，脂肪微绿色，组织松散无弹性，有异臭。有些猪心的上部有结节、肿块，颜色不正，有斑点或心外表有绒毛样包膜粘连，这些都不能食用。

猪肝　新鲜猪肝呈红褐色或淡棕红色，表面光洁润滑，组织结实，略有弹性，并有血腥味。变质猪肝色绿或呈褐色，无光泽，组织不结实，触及易碎，且有酸败味。

猪肺　表面色泽粉红、光洁、均匀，富有弹性，无异味的为新鲜肺。变质的猪肺为褐绿或灰白色，有异味，无弹性，无光泽，不能食用。如见猪肺上有水肿、气肿、结节以及脓样块节等外表异常的，也不能食用。

猪肚　新鲜的猪肚呈乳白色，黏膜清晰，组织结实，无异味，也无内外脏物的，可购买食用。如果颜色不正常（如灰绿色），黏膜出现糊状，组织松弛，有臭味的或胃壁黏膜增厚、发硬，有溃疡、脓肿或凹凸不平现象的，不能食用。

猪腰子　新鲜的猪腰子呈淡褐色，有光泽，组织结实，有弹性，略带臊味。腐败变质的猪腰子色泽灰绿，组织松弛，弹性极差，还有臭味。异常的猪腰子，如肿大、萎缩或带有各色斑点和肿块的，都不能食用。

猪肠　健康、新鲜的猪肠呈乳白色，略有硬度，有黏液且湿润。如果肠壁黏膜增厚、发硬、变形、溃疡，有脓肿或异味等现象的，不能食用。

买橄榄油选深色瓶

橄榄油所含的营养物质和微量元素，会因为保存方法不同和时间的长短受到影响。如果长时间接受光照，会有不同程度的损失，无法发挥橄榄油的多种保健作用。所以，为保存优质的橄榄油，厂商多会用深色玻璃瓶装特级初榨橄榄油，并在标签上注明：置于阴凉避光处能保存24个月。而品质逊色或成本较低的橄榄油多是用透明玻璃瓶或塑料瓶包装。只有是特级初榨橄榄油，才值得厂商使用深色瓶子包装。

不同种类和级别的橄榄油，其营养物质的含量差别很大。比如每百克特级初榨橄榄油中含多酚化合物（抗氧化物质）有4.2毫克，而在精炼橄榄油和果渣油中的含量仅有0.47毫克。在每克橄榄油中，维生素E的含量是从1.2～43毫克不等，其中特级初榨橄榄油和精炼橄榄油的维生素E含量可以是果渣油的35倍。此外，角鲨烯（增强免疫力、抗衰老物质）的含量在每百克精炼橄榄油和果渣油中只含200毫克左右，而特级初榨橄榄油中可含有700毫克。

饮食健康

肉松补铁效果比瘦肉好

肉松不但味美可口，加工后的一些营养成分甚至还要优于瘦肉。猪肉、牛肉、鸡肉和鱼肉等瘦肉都可以加工肉松。

肉松的加工中，不仅浓缩了产能营养素，也浓缩了不少矿物质。例如猪瘦肉当中本来就含有一定量的铁，经过浓缩使肉松中的铁含量高出猪瘦肉两倍多，因此是不错的补铁及部分矿物质的食品。

在肉加工成肉松的过程中，除了加热破坏了部分 B 族维生素外，其他营养素几乎没有损失。因此，肉松中蛋白质、脂肪含量都高于猪瘦肉。由于加工过程中还加入了白糖，使得原本瘦肉中含量很低的碳水化合物也增加了许多。

不过需要注意的是，猪瘦肉本身就含有一定量的钠离子，而大量的酱油又带来了相当数量的钠离子，因此饮食中需要限制食盐的朋友要少吃点。肉松热量都远高于瘦肉，属于高能食品，吃的量和频率都要有所控制。

涮火锅的几个误区

误区一：羊肉、肥牛脂肪含量太高，鱼丸、肉丸没那么多油。火锅原料的选取直接影响到火锅的热量及油脂含量，肉类加工制品鱼饺、虾饺及各类丸子均含有大量的油脂和盐分，有些质量不好的丸类，甚至还添加很多的淀粉，不仅热量高，还缺少了肉类的营养。因此建议大家在选择火锅料理时，应以瘦肉和低脂肪的海鲜为主，可多选择鸡肉片、里脊肉片、海鲜、百叶等低脂肪食物，还可以适量加些豆腐或豆皮来代替肉类，补充植物蛋白。

误区二：绿叶菜多多益善。叶类蔬菜由于叶面面积较大，极容易吸收汤底中的油分，类似的还有食用菌类，从而导致素菜整体上脂肪含量增高。我们不妨选择根茎类或海菜类食物，如莲藕、土豆、胡萝卜、海带等，特别推荐放入一些白萝卜，因为块状的不会过多"夹带"锅中的油，其中富含的膳食纤维还能帮助赶走肠胃中的油。

误区三：各种酱料热量差不多。大家在关注菜品之余往往容易忽略，酱料的热量其实非常可观。不论是麻酱韭花还是香油蒜汁，脂肪和盐分的含量都非常高，一大匙酱热量更是超过 100 大卡。如果能以酱油、葱、辣椒等调味品制成蘸料，所含热量将比酱料低 3/4。此外，在调料中加点醋，也有去油解腻的作用。

误区四：吃完火锅还要吃烧饼、点心等主食。吃火锅时，人们往往会在把所有菜涮完后再来个烧饼，这样热量就大大超标了。正确的做法应是在吃到六七分饱时便要吃少量淀粉类食物，既可以控制热量的摄入，又可以促进消化。如果已经吃了很多的土豆、粉条等富含淀粉的食物，主食就可以减量或不吃。

黑米、红米比白米有营养

黑米富含蛋白质，比普通白米高出 6.8%；黑米中的脂肪比大米高出 1.9 倍；黑米还含有维生素 B_1、B_2 及铁、铜、锌、硒等微量元素。此外，黑米还含有人体所需的氨基酸，总含量比大米高出 15.9%，尤其是其中的精氨酸、赖氨酸的含量比白米高 2 ～ 3.5 倍。黑米中的氨基酸模式与人体模式接近，极易被人体吸收。

红米中的维生素 B_1、B_2 中的含量均比白米高出许多。尤其是红米中的硒、锌等矿物质是白米的 2 倍。黑米、红米中还含有对人体健康有益的花青素、类黄酮、生物碱、强心甙等生物活性物质，能提高机体免疫功能，增强抗病能力，并能降低血管的脆性，防止血管破裂。除此之外，黑米、红米还能抑制癌细胞生长，具有抗癌作用。

由于黑米、红米的外层纤维素的排列较紧密，高温蒸煮时其中的色素等物质溶出，其结构更加紧密，致使水分不易渗入，越煮越硬，因此黑米、红米中的淀粉不易糊化。人体吸收后血糖生成指数较低，适合糖尿病人食用。

街头小吃飘香　嘴馋别忘安全

冰糖葫芦防艳　个别小贩为了让冰糖葫芦更加鲜艳好看，或为了掩盖劣质的山楂，用焦糖色素给冰糖葫芦上色。焦糖色素作为一种食品添加剂，它含有砷、铅、汞等有毒元素，这些元素如果摄入过多，将严重危害人体健康。

糖炒栗子防黑　街头上有些"糖炒栗子"油光发亮、香甜可口，但极个别却是添加了工业石蜡和糖精炒的，工业石蜡具有非常强的致癌性。正规的糖炒栗子应该用麦芽糖和精制植物油来炒。如果发现炒栗子外表乌黑发亮，放了一段时间色泽仍不褪，这样的栗子多是加了石蜡。此外专家提醒有洞无虫的板栗不要吃。因为一些黑心商贩为使有虫眼的板栗能卖掉，使用了有毒杀虫剂来驱虫，这样"简单有效"的方法给板栗带来农药残留量高的"后遗症"，多食损害健康。因此，如果买到一些外壳有虫洞、里面却没有虫子的板栗，最好不要吃。

爆米花防脏　为了安全起见，最好少吃或不要购买街头爆米花，因为无法保证街头爆米花调味料是否卫生和安全。最好买那种有固定场所，卫生条件良好，有专业机器制作设备的爆米花。当然，如果自己尝试用微波炉制作爆米花，根据口味添加奶油和调料将会更令人放心。

食用菇营养有不同

想聪明多吃金针菇 金针菇中含锌量比较高，尤其是赖氨酸的含量特别高，赖氨酸具有促进儿童智力发育和健脑的作用。正处于生长发育阶段的儿童可以适当多吃一些金针菇。

肠胃不好多吃猴头菇 适当多吃猴头菇，能稀释胃酸，修复消化道溃疡，促进食物吸收。要注意的是，猴头菇吃起来有一股苦味，应该先用热水焯一下。泡发干猴头菇时，将其洗净后，最好先放在冷水中浸泡一会儿，再加沸水入笼蒸制或入锅焖煮，这样效果更好。

容易感冒多吃香菇 研究证实，香菇里含有一种抗病毒物质，容易感冒的人不妨多吃一些香菇。要注意的是，泡发干香菇时最好用冷水或温水，不要用热水，否则容易造成营养流失。

早餐该喝纯牛奶还是早餐奶

首先，早餐奶和纯牛奶的配料不一样。纯牛奶的配料表上只有三个字：鲜牛奶。早餐奶的配料就比较复杂了——牛奶、水、白砂糖、麦精、花生、蛋粉、燕麦等，还有稳定剂、铁强化剂、锌强化剂，还可能有香精。

再看它们的营养成分，也有细微的差别。纯牛奶的蛋白质含量是 2.9% ~ 3.1%，"精品"可以达到 3.3% ~ 3.5%；早餐奶则是 2.3% 以上。显然，加了糖之后，蛋白质含量略有下降。但因为蛋、麦、花生等其他配料也含有一定量的蛋白质，总体降低程度不多。

纯牛奶是一种营养相当丰富的食品，但它并非十全十美。一则，如果用它作为主食，碳水化合物的比例略低了一些，最好能配合一些低脂肪的淀粉类食物。同时，牛奶的天然缺陷是铁和锌的含量太低，维生素 C 也太少。所以适合搭配一点坚果类食品，再加一点水果或蔬菜。1 杯奶、2 片面包、1 小把坚果、1 个猕猴桃之类的水果，就是相当完美的早餐了。

如果早餐时间相当充裕，喝牛奶可以搭配这些食品，固然是理想做法；但如果时间很紧，没有办法吃早餐呢？那时候，仅仅喝一盒牛奶，的确比不喝要好得多，但是营养均衡方面还不够理想。如果改成喝早餐奶，相比而言，营养成分更符合一餐的要求。

巧克力过期别再吃

巧克力可以分为两类：一类是纯巧克力，一类是用代可可脂（包括精炼油脂、植物油脂等）代替可可脂制作的复合巧克力。所以如果巧克力存放时间过长，就像油变得酸败了一样，会导致过氧化值增高。食用过氧化值超标的巧克力对人体会产生较大危害，比如导致肠胃不适、腹泻并损害肝脏等。

普通巧克力的保存期限为一年左右，但随着内容物的不同，时间会有所增减。尤其是添加鲜奶（或牛奶成分较高）、榛果类的巧克力产品，由于其中的不饱和酸含量高，果仁等很容易被空气氧化，也就相对缩短了巧克力的保存时间。所以，鲜奶或果仁巧克力更要注意保存，否则容易变质。

巧克力最好现买现吃，购买时不但要注意生产日期，也应尽量缩短保存时间。

让你发胖的饮食陷阱

1. 食物都放桌上。有一个实验显示：摆在桌上的糖果会更加诱人，而放在抽屉里，相比之下，人们就会少吃 1/4 的糖果。

2. 不做饭，吃得多。做饭时散发的香味会让自己得到更大的满足，那么在吃饭时，就不会吃得太饱了。

3. 精美的菜单。看到色彩丰富，带图片的菜单，不由得多点几道，这样就中了饭店老板的"圈套"。

4. 漂亮餐具。比起小盘、小碗，精美的大餐具会让人吃得更多。印有各种漂亮花纹的盘、碗会让其中的食物看起来更美味。小心这样的陷阱，尽量使用小巧的餐具。

5. 饭店服务太周到。一些比较正规的饭店，会在你就餐中及时收走多余的盘、碗，让桌面看起来十分整洁，这样容易让人产生一种错觉，就像刚刚开始吃饭一样，会促使你吃得更多。

6.超市越大买得越多。大超市里，商品繁多，人们推着购物车，会不自觉地放入计划外的食品。所以，如果要买的东西不多，去附近的小超市就行。

羊肉怎样吃营养最好

炖羊肉是最营养的吃法。炖羊肉最大的优点是既能吃肉又能喝汤。煮过肉的汤，营养程度非常高，是滋补身体的佳品。而且，羊肉经过炖制以后，更加熟烂、鲜嫩，易于消化。如果在炖的时候再加上合适的中药或营养上能起到互补作用的食品，滋补作用会更大。如当归羊肉汤、枸杞羊肉汤、黄芪羊肉汤、羊肉萝卜汤、羊肉豆腐汤、猪蹄羊肉汤都属于此类。

爆炒羊肉营养次之。爆是指将羊肉放入锅中旺火急炒的一种烹调术。做时应选用鲜嫩的羊后腿肉，切成薄片，配上新鲜葱白，旺火炒制。

烤羊肉最好选用鲜羊肉。烤羊肉味道鲜美，应注意的是，烤的时候最好选用鲜羊肉，别用冷冻的。这样，营养流失少，而且容易消化。

烧羊肉可选用鲜肥羊腰窝肉。此烧法是先加作料以小火焖熟至烂，再上油锅炸，属于先煮后炸的形式。口味外酥里嫩，咸干酥香，有温中暖下、益肾强阳之功。但这种做法毕竟油分太大，烹饪过程中由于温度过高，也会损失不少营养。

涮羊肉时间不宜太短。涮羊肉能够较好地保存羊肉中的活性营养成分，但应注意选用的肉片越新鲜越好，要切得薄一些，在沸腾的锅内烫 1 分钟左右，肉的颜色由鲜红变成灰白才可以吃，时间不宜太短，否则不能完全杀死肉片中的细菌和寄生虫虫卵。

炸羊肉的热量高，营养损失大。炸羊肉香鲜、可口，但营养成分损失较大，含热量较高，油炸食品还容易产生致癌物质，最好少吃。

鲜金针菇煮十分钟再吃

新鲜的金针菇中含有秋水仙碱，人食用后，容易因氧化而产生有毒的二秋水仙碱，它对胃肠黏膜和呼吸道黏膜有强烈的刺激作用，大量食用会出现中毒症状。北京大学深圳医院主管营养师孙晶丹指出，秋水仙碱很怕热，大火煮十分钟左右就能被破坏，在食用前最好在冷水中泡 1 ~ 2 小时，也能让一部分秋水仙碱溶解在水里。此外，专家提醒，涮过金针菇的火锅汤就不要再喝了，不但高油、高脂，还会有很多残留的有害物质。如果是从超市买回来的干金针菇或金针菇罐头，其中的秋水仙碱已被破坏，可以放心食用，凉拌或涮锅都非常好。

品尝火锅美食有讲究

1. 进食场所应确保空气流通，避免吸进明火烹煮火锅时产生的大量二氧化碳；

2. 贝类海产品要求外壳完整。洗刷干净后，浸养在清水中半天或以上，让其自行清除体内污物；

3. 肉类应彻底洗净，煮食前应确保已完全解冻；

4. 蔬菜彻底洗净后应再浸于清水中约 1 小时；

5. 每次添加水或汤汁后，应待锅水再次煮沸后才继续煮食；

6. 食物必须彻底煮熟，海产品应放在沸水中烹煮最少 5 分钟；禽肉中心温度须达 70 摄氏度，并持续烹煮最少 2 分钟；

7. 生、熟食物要分开，应准备两套筷子和用具；

8. 餐桌上食物避免摆放过多，以防止交叉污染；

9. 注意均衡饮食，不宜过量进食胆固醇含量较高的动物内脏。

美味竹笋一品蔬

竹笋的种类很多,可以分为冬笋(冬季采摘)、春笋(春季采摘)及鞭笋(夏季采摘)。其中冬笋的质量最佳,春笋次之,鞭笋最差。

竹笋的营养比较丰富，每 100 克鲜笋含热量 20 千卡，蛋白质 2.4 克，脂肪 0.1 克，碳水化合物 2.3 克，膳食纤维 2.8 克，胡萝卜素 30 微克，维生素 $B_1$0.04 毫克，维生素 $B_2$0.05 毫克，维生素 C5 毫克，钾 300 毫克，钠 6 毫克。竹笋是蛋白质含量较高的蔬菜之一。竹笋中含有 18 种氨基酸，必需氨基酸占总氨基酸的比例为 32% ~ 37.22%。竹笋也是高钾低钠食品，脂肪含量较少，可降低血中胆固醇，起到减肥、治疗高脂血症的作用。另外，竹笋含有较丰富的膳食纤维。

竹笋也含有人体不适用的成分草酸盐，因此人们应根据自己的健康状况来选食竹笋。患有泌尿系统疾病和结石症的患者、少年儿童不宜多吃。因为正处在成长发育期的未成年人，骨骼的生长需要大量钙质，而草酸盐可影响机体对钙质的吸收。为了减少草酸盐对人体的影响，食用时一般应将笋在开水中煮 5 ~ 10 分钟，以去掉大部分草酸盐和涩味，捞出后再进行烹饪。将竹笋与肉类放在一起烹调，是一种合理的搭配。

腐乳新标准降低食盐含量

腐乳调味料新行业标准 11 月 1 日起正式实施。新标准降低了食盐的含量，将食盐下限调整为每百克不低于 6.5 克，以求产品更有益健康。

新标准将腐乳产品明确定义为：以大豆为主要原料，经加工磨浆、制坯、培菌、发酵而制成的调味、佐餐制品。新标准增加了水溶性蛋白质和总酸两项理化指标。其中，红、白腐乳的水溶性蛋白质每 100 克含量不低于 3.2 克，青腐乳不低于 4.5 克，酱腐乳不低于 5 克；红、白、青 3 种腐乳总酸值每百克小于或等于 1.3 克，酱腐乳每百克不高于 2.5。腐乳中水溶性蛋白质含量越高，腐乳品的营养成分也越高；而总酸过高，会影响腐乳的保存，同时，总酸还可起到调节腐乳口味、使之更柔和的作用。

新标准最重要的是降低了腐乳食盐含量的下限。原标准要求：红、白腐乳的食盐下限为每百克不低于 8 克，青腐乳为每百克不低于 10 克，酱腐乳为每百克不低于 11 克，而新标准则将食盐下限全部调整为不低于每百克 6.5 克。

红腐乳：又称红方，在后期发酵的汤料中，配以着色剂红曲酿制而成的腐乳。

白腐乳：又称白方，在后期发酵过程中，不添加任何着色剂，汤料以黄酒、酒酿、白酒、食用酒精、香料为主酿制而成的腐乳。

青腐乳：又称青方，在后期发酵过程中，以低度盐水为汤料酿制而成的腐乳。具有特有的气味，表面呈青色。最典型的就是北京人爱吃的臭豆腐。

酱腐乳：又称酱方，在后期发酵过程中，以酱曲为主要辅料酿制而成的腐乳。

巧吃红薯不烧心

吃红薯时，食用过量或不合理，就会引起腹胀、烧心等，所以吃红薯一定要讲究方法：

1. 红薯皮因含碱量较多，一次吃得过多，容易出现烧心、返酸或腹胀等腹部不适症状。

2. 如红薯皮呈褐色或有黑色斑点的就不能食用，因这种红薯受了黑斑病的感染，食用后会引起中毒。

3. 红薯同米、面、豆类食物同煮，或者在蒸煮红薯时，水中稍微放些碱，或放在盐水中浸泡10分钟后再蒸煮，可减少氧化酶，这样就不会引起腹胀。

4. 吃红薯搭配一些白菜、萝卜同吃；或者吃红薯时搭配些咸菜或咸菜汤。这样可以减少胃酸，消除对肠胃的不适感。

另外，红薯不宜和柿子同时吃，因为红薯中的糖分在胃内发酵，会使胃酸分泌增多，和柿子中的鞣质、果胶反应发生沉淀凝聚，产生硬块，严重时可使肠胃出血或造成胃溃疡。

水芹营养价值高

水芹主要食用部分是叶柄，其口感脆嫩，有特殊的香气。水芹每 100 克食用部分含水 96.2 克，蛋白质 1.4 克，脂肪 0.2 克，碳水化合物 1.3 克，膳食纤维 0.9 克，胡萝卜素 380 微克，维生素 B_1 0.01 毫克，维生素 B_2 0.19 毫克、维生素 C 5 毫克，尼克酸 1 毫克，钙 38 毫克，钾 212.1 毫克，镁 16 毫克，磷 32 毫克，铁 6.9 毫克，锌 0.38 毫克。水芹的香气主要来自挥发油，水芹挥发油含量约为 0.066%。还含有多种酯类、多种游离氨基酸及水芹素、槲皮素等。

现代医学研究表明，水芹挥发油有兴奋中枢神经、促进呼吸、提高心肌兴奋性、加强血液循环的作用。水芹素及水芹素—7—甲醚有降压作用。水芹的水煎液对肝细胞有一定的保护作用，肝炎、肝功能不全者宜常食之。水芹还含有抑杀结核杆菌的成分，可提高机体免疫力和抗病能力。

水芹食用的方法有素炒、凉拌、做馅儿等。将水芹用沸水焯透后凉拌，具有清热利尿的功效，适用于眼目昏花等症；水芹炒豆腐干，可清肺热、养胃；水芹炒鸡蛋则有滋阴清热的作用。

12 种果蔬最容易被污染

非盈利组织 EWG 对比了由美国农业局和美国食品药物管理局对农产品所做的将近 43000 项测试数据后，发布了"12 大脏"和"12 大干净"的果蔬。

12 种杀虫剂污染最为严重的蔬果（以污染严重程度排序，排在最前面的最脏）为：桃子、苹果、甜椒、芹菜、油桃、草莓、樱桃、梨、进口葡萄、菠菜、生菜、土豆。

12 种受污染最轻的蔬果（按干净程度排序，最前面的最干净）为：洋葱、牛油果、冷冻甜玉米、菠萝、杧果、芦笋、冷冻青豆、猕猴桃、香蕉、圆白菜、西蓝花、木瓜。

上述结果表明，消费者可通过避免选择脏蔬果的方式，减少将近 90% 的杀虫剂摄入，食用 12 大脏水果的人每天平均摄入 15 种不同的杀虫剂，而只食用 12 大干净蔬果的人，平均每日摄入杀虫剂的种类不超过两种。

专家建议，在选购名列"12 大脏"名单中的蔬果时，尽量买有机产品，如果买不到或者觉得价格太贵，注意在食用前一定要仔细刷洗干净，认真的清洗可减少 1/3~1/2 的杀虫剂摄入。

吃鸡蛋搭点面食

第四军医大学唐都医院营养科副主任叶琳说，鸡蛋不宜单独吃，最好和面食（碳水化合物）一起吃，这样可以提高蛋白质的利用率。

有些人早餐只吃个鸡蛋、喝杯牛奶，这样鸡蛋中的蛋白质会流失，如果能同时吃一点面包或馒头，就可以使鸡蛋中的蛋白质被留住，最大限度地被人体吸收。

现在的人吃鸡蛋的花样越来越多了，但有些吃法是有害健康的：喝生鸡蛋、啤酒中加生鸡蛋、开水冲鸡蛋等。鸡蛋最好蒸着或煮着吃，蒸鸡蛋羹、荷包蛋、带皮煮鸡蛋都是很好的吃法，炒鸡蛋也行，但最好不要吃煎鸡蛋，因为鸡蛋煎黄或煎煳都会使蛋白质变性。

幼儿期适合吃蒸鸡蛋羹，一两岁之后可以吃煮鸡蛋，3岁后可以吃炒鸡蛋。老年人尽量不要吃炒或煎的鸡蛋。蒸鸡蛋羹或炒鸡蛋时还可以依个人口味在打好的鸡蛋里加些韭菜等，增加营养的摄入。

需要说明的是，如果吃水煮鸡蛋，鸡蛋最好煮得嫩点，即开锅后再煮五六分钟就可以了，此时，鸡蛋的蛋黄刚刚凝固，食用这种状态的鸡蛋，人体对蛋白质的吸收率最高。

吃完粗粮多喝水

粗粮营养更加丰富　中国营养学会副理事长、国家食物与营养咨询委员会委员程义勇教授表示："从加工上来讲，粗粮没经过深加工和细加工，营养成分保存得较为完整。从种类上来讲，它主要包括谷物类（玉米、小米、红米、黑米、紫米、大麦、燕麦、荞麦等），杂豆类（黄豆、绿豆、红豆、黑豆、蚕豆、豌豆等），块茎类（红薯、山药、马铃薯等）。"

中国粮油学会米制品分会常务副秘书长于衍霞表示，大部分粗粮不但富含人体所必需的氨基酸和优质蛋白质，还含有钙、磷等矿物质及维生素，相对大米、白面而言，粗粮的碳水化合物含量比细粮低，膳食纤维含量高，食用后更容易产生饱腹感，可减少热量摄取。

据资料报道，很多粗粮还具有药用价值：荞麦中的芦丁可以降血脂、软化血管，是高血压、糖尿病等患者的理想食物；薏米被欧洲营养专家称为"生命健康之禾"，不但能美容，还适合消化不良、慢性肠炎者；燕麦几乎具备了谷类所有的优点，富含氨基酸、维生素 E，可以降血压、降血脂。

大豆和米面是"最佳拍档"　程义勇建议，大豆和米面搭配吃比较好。豆类富含促进人体发育、增强免疫功能的赖氨酸，而米面赖氨酸含量较低，因此两者搭配最佳。玉米面、荞麦面等最适合和白面一起蒸馒头，口感非常好。平时也可以多吃腊八粥，营养搭配均衡。薏仁米等则最好煮粥吃。

还要注意的是，烹饪粗粮之前一定要提前浸泡，根据原料不同，浸泡时间也不同。浸泡对粗粮的制作非常重要，不仅可以缩短烹饪时间，而且浸泡之后的粗粮相对软一些，做熟后口感好，更容易吸收和消化。

此外，吃完粗粮要多喝水。粗粮中的纤维素需要有充足的水分做后盾，才能保障肠道的正常工作。

微波烹饪有原则

含水量越大的食物，越适合用微波炉加热，且加热的时间也越短。因此，在决定食物加热长短时，应首先考虑食物的含水量。在加热面包、馒头、包子、糕点等含水量少的食物时，也应适量滴上一些水。

食物体积的大小是影响微波烹饪食物的重要因素。小块食物比大块食物热得快，要缩短烹饪时间，最好将食物均匀切成 5 厘米左右，甚至更小的块。这是因为在微波烹饪时，食物 1 厘米厚的表层，可以吸收微波量的一半，如再增厚 1 厘米，就再吸收余下的一半。当食物直径超过 5 厘米后，它的中心就要靠热传递来完成，这样一来不但减少微波工作时间，又可防止食物外表烹饪过度。

形状规则的食物在微波炉里可以均匀地受热，但如果形状不规则的食物，如很多家庭喜欢用微波炉烤鸡腿，厚的部位需要长时间加热，而较窄的部位加热时间就不能太长。怎样才能在相同时间让食物各个部位都均匀加热呢？专家建议，烹饪时，较厚的地方应远离容器盘中心，而较薄的部分应靠近容器盘中心，在鸡腿上最好再划上几刀。这样烤出来的鸡腿肯定是外酥里嫩。

用微波炉烹饪肉类比蔬菜效果更好，但选什么肉也有讲究。很多人喜欢吃的五花肉就不适合用微波炉烹调，这是因为富含油脂的肥肉层很容易先加热，而其他部分加热的速度就会相对减慢，而且肥肉在加热过程中析出的油汤，也会使加热变得不均匀。因此，微波炉烹饪最好选瘦肉。

相似食物营养比较

杏仁与开心果　与开心果相比，杏仁能为人体提供多5倍的维生素 E。此外，开心果常常含有霉菌毒素，尤其是某些进口的品种在购买时应该特别加以小心。

紫葡萄与绿葡萄　一定要选择紫葡萄，因为除了维生素 B 和维生素 C 之外，它还可以为身体提供防止动脉堵塞的植物素。保护心脏秘方：每日吃 6 ~ 8 颗紫葡萄。

酸樱桃与甜樱桃　从健康角度看酸樱桃无疑是略胜一筹，因为它比甜樱桃含糖量少了 30%，因此卡路里含量当然就少。此外酸樱桃还含有比甜樱桃多 7 倍的抗衰老物质——胡萝卜素。

核桃与花生 为了健康，你应该常吃核桃，因为它含有几乎所有对人体有益的物质：维生素、矿物质和健康的脂肪；而花生最主要的是暗藏可能引发过敏的危险。

猪肉与牛肉 两种肉类都含丰富的 B 族维生素。然而只有猪肉中才另外含有"动力组合"——铁和锌，这两种元素对免疫系统有重要的促进作用。

橄榄油与葵花子油 葵花子油也提供保护细胞的维生素 E，但是唯有橄榄油除此之外还含有两种防止心肌梗死的物质——油橄榄苦甙和角鲨烯。

黑巧克力与白巧克力 想吃点甜食，那就吃点黑巧克力！它含有重要的减压矿物质，每一板含镁 150 毫克，相当于身体每天所需镁元素量的一半。而在热量方面两种巧克力则不相上下，都是每 150 克含 500 卡。

红葡萄酒与白葡萄酒 红酒中的多酚可降低心肌梗死的概率和降血压。然而在干白中这种有益成分却只含十分之一，因此效果就差得多了。

绿茶与红茶 两种茶类都是健康的饮品，但是专家研究结果显示，绿茶比红茶更胜一筹。原因在于，红茶在制作过程中由于经过了发酵，其中很多维生素（A、B、C）和宝贵的类黄酮都流失了。

益处多多的饮食习惯

美国 MSN 网站上的一篇文章告诉我们，无论环境如何改变，只要你雷打不动地坚持以下几个小习惯，健康就不会离你远去。

1. 每餐之前喝两杯水。荷兰一项研究显示，饭前喝两杯水能减少饥饿感和食物摄入量，从而起到减肥的作用。

2. 不放弃每一个吃洋葱的机会。洋葱含有大量保护心脏的类黄酮，因此，吃洋葱应该成为我们的责任。

3. 吃完快餐喝一大杯水。快餐里的热量和盐一般都严重超标，一大杯水可以帮你稀释体内钠的浓度，让你离高血压远一点。

4. 用凉水泡红茶。红茶中含有很多的抗氧化物质。凉水可使茶中的有益物质在不被破坏的情况下，慢慢溶出，你所要做的只是多等待一会儿。

5. 下午三点，准时加餐。在下午三点加餐可以帮你度过一天中最疲劳的时期。酸奶、水果、饼干都是不错的选择。

6. 每天订个喝水任务量。在办公桌上准备一个 1.5 升的大瓶子，把一天要喝的水倒在里面，给自己规定喝完才能下班。

7. 买水果时拿不定主意，就选深色的那种。深色水果里面含有更多的抗氧化剂。

8. 用热水漂洗肉块。在切块的肉上铺一层厚纸巾，可以吸收油脂。如果你想去得更干净，可以把肉块放在漏勺里，用热水漂洗。使用这种方法，可以去掉大约一半的脂肪。

9.把拌凉菜改为蘸凉菜。不是只有烤肉热量高，酱汁一样会给原本健康的凉拌菜带来不少热量。所以，把调好的酱汁放在一个小碗里，用切好的菜蘸着吃，这样，你需要的酱汁只是原来的1/6。

10.有些"素"菜要"荤"着吃。南瓜、胡萝卜中含有大量的β—胡萝卜素，因此不能吃得太清淡。用油炒或凉拌都可以，如果南瓜用来煮粥，那么保证其他菜里有油，让它们到肠胃里会合。

午餐吃肉　早、晚餐吃鱼更健康

据俄罗斯《健康》杂志报道，最新研究结果表明，过量吃肉会降低机体的免疫反应性，而不吃又会降低人体对各种疾病的抵抗力。

按照合理平衡的饮食标准，每人每天平均需要动物蛋白44～45克。而每100克肉中的动物蛋白的含量比这个标准低得多，可以通过吃鱼、牛奶、蛋类来弥补动物蛋白的不足。如果每天吃一次肉菜，最好午餐时吃，而在早餐或晚餐时吃鱼，喝一杯牛奶，您就完全可以满足机体对动物蛋白的需要了。此外，每周1～2次，甚至3次根本不吃肉，而用鱼和其他动物蛋白质食物代替，对人体健康尤其是老年人的健康更有益。

许多人感兴趣的是：完全不吃肉行不行？营养专家和生理学

家的回答是：行。要知道，从氨基酸的成分看，鸡蛋的营养价值甚至超过肉。如果在食谱中加入鸡蛋、牛奶和其他蛋白质食物，人就不会缺少蛋白质了。

你知道怎样少吃咸吗

少盐饮食有窍门逐步减量：减到少食盐的用量，可以循序渐进，逐步地、一点点地往下减。

使用低钠盐：超市中有专门的低钠盐可供选择。

生吃蔬菜：每天的餐桌上还可以备一些西红柿、黄瓜、萝卜等生吃的蔬菜，不加任何调味品，既保证蔬菜摄入，又减少盐的食用量。

加入调味品：食物提鲜不只靠咸味，一些具有特殊气味的蔬菜也可以用来调味，比如香菜、香菇可以在熬汤时加入，而洋葱可以作为凉菜很好的辅料。醋是软化血管、调节口味最常用的家庭调味料，柠檬汁、柳橙、菠萝等各种果味的加入，也可以使食物的味道改变。

使用各种调料组合：芥末粉中加入醋、糖，和水调成糊状，呈淡黄色咸香味，可以拌食各类荤菜和素菜。将生姜切成末或丝，加醋调和，呈咖啡色酸香味，适宜拌食鱼虾，可保持鱼虾的鲜味并有消毒保健的效果。

餐时加盐：烹调时或起锅时，少加盐或不加盐，而在餐桌上放一瓶盐。就餐时放的盐主要附着于食物和菜肴表面，来不及渗入内部，而人的口感主要来自菜肴表面，故吃起来咸味已够。

选择低盐蔬菜选择适当的低盐蔬菜也是控制盐摄入量的一种好方法。高血压患者在选择蔬菜时也要注意，凡100克蔬菜中含钠量超过100毫克者，均应慎用。如每100克茴香中含钠186毫克，这样的蔬菜尽量不吃。蔬菜中也有不少种类恰恰是高钾低钠的，如鲜豌豆（青豆）：钾钠比为276∶1，毛豆则为122∶1，南瓜181∶1，金瓜168:1，菜瓜为227∶1，苦瓜为106∶1，节瓜为200∶1，蛇瓜为347∶1，佛手瓜为76∶1，黄瓜为21∶1，西瓜为48∶1，甜瓜（黄金瓜）为11∶1，这些都是适合高血压患者食用的。

夏日饮用啤酒禁忌

忌与烈性酒同饮 有的人在饮烈性酒时，同时饮用啤酒，结果引起消化功能紊乱，造成酒精中毒。

忌饮混浊啤酒 买来的散装啤酒或瓶装鲜啤酒，放在室温下时间长了，细菌就会得到繁殖，其中的乳酸菌和醋酸菌会使啤酒变酸、变浑，如再污染上大肠杆菌或霉菌，饮后会使人患病。

忌空腹饮冰啤酒 由于腹空，啤酒甚凉。多饮易使胃肠道内温度骤然下降，血管迅速收缩，血流量减少，造成生理功能失调，影响进餐和人体对食物的消化吸收；还会使人体内的胃酸、胃蛋白酶、小肠淀粉酶等的分泌大大减少，极易导致消化功能紊乱。

忌运动后饮啤酒　剧烈运动后饮啤酒会造成血液中尿酸急剧增加，使尿酸和次黄嘌呤的浓度比正常情况分别提高几倍。

忌饮变色啤酒　在生产过程中，由于生产工艺等方面的问题，啤酒受到细菌的污染，或夏季温度较高氧化反应加速，或超期存放啤酒，就可能变色、变混，发生沉淀、变质、变味等现象，饮用即会中毒。

忌食海鲜饮啤酒　食海鲜时饮用啤酒，将有可能发生痛风症。

忌啤酒对汽水饮　因为汽水中含有二氧化碳，啤酒中原本含有二氧化碳，再兑入汽水饮用，过量的二氧化碳便会更加促进胃肠黏膜对酒精的吸收。因此，用汽水冲淡啤酒饮的方法，会事与愿违的。

鹌鹑蛋别多食

营养学家测定，在各种食品中，鹌鹑蛋含胆固醇的比例最高。每百克鹌鹑蛋内就含有3640毫克胆固醇，而豆制品、鸡蛋清和海参每百克的胆固醇含量为零。其他食品，牛奶为13毫克，瘦猪肉为90毫克，鸡蛋黄为1163毫克。也就是说，鹌鹑蛋的胆固醇含量是牛奶的280倍，瘦猪肉的40.4倍，鸡蛋黄的3.1倍。

人体内胆固醇的升高，是引起动脉硬化的主要原因。因此，老年人尤其是患有脑血管疾病的人，以少食鹌鹑蛋为好。

买牛奶不必选"高钙"

在各大超市，虽然高钙奶比普通奶贵一些，但仍然是许多市民的首选。"高钙奶"到底值不值得受此青睐呢？有关专家对超市中的牛奶做了一个检测。他们从市场上买了三个品牌的多种盒装牛奶，利用标准方法测定了其中的营养成分，蛋白质的含量都符合标志，甚至还略高一些。按照国家标准，蛋白质含量应大于等于2.9％，而实测数据为3.0％～3.1％，脂肪也是一样，比标注数值略高一点。

关键问题出在钙含量上。每100克普通牛奶的钙含量在102～107毫克之间，而高钙奶呢？在109～112毫克之间。而包装上面，可是明明白白地写着，其中的钙含量达到130～140毫克，有的甚至宣称不低于150毫克。

中国农业大学食品学院副教授范志红说，本来，向牛奶里添加大量的钙，是一件很有技术难度的事情，其中的蛋白质和钙之间还有着微妙的平衡。如果人为地增加钙含量，很容易造成蛋白质体系不稳定。就是说，真正的"高钙奶"居民买回家中，如果喝之前进行加热，其中的蛋白质应该容易发生反应，形成一定的白色沉淀，口感上也变得没有普通牛奶鲜和甜。而市场上买到的这几种"高钙奶"，加热后味道基本上和普通奶没区别。

其实，牛奶和酸奶本身就含钙丰富，已经称得上是高钙食品，而且成人每天喝一两袋普通牛奶，就能满足每天的钙需求量和补钙要求量。许多消费都有错误认识，以为只有额外加钙的食品才能补钙，商家也是利用了消费者不了解某些食品自然、高效补钙的弱点，故意要给一些食品贴出"高钙"的牌子，至于补钙效果怎样，至今也没有科学数据的证实。

天热多喝汤解暑

餐前必喝汤，而且是温热的汤，即使闷热夏季也不例外，不仅开胃口，而且还能提神。比如"丝瓜汤"，用瘦肉和丝瓜一起煮，很清淡。眼下北方很多地区进入了"桑拿天"，煲道"溃烦汤"，用1~2根苦瓜，放10克生甘草，两碗清水，然后煮到剩一碗，吃瓜、喝汤。

想吃肉，就来道"莲藕排骨汤"，解暑清热、祛神疲。把莲藕用刀背压碎，切成小段，放在深锅中，放上排骨，用大火煮开后，再用小火煮，直到莲藕松烂，调下味就可以了。

还有清热滋补的"银耳莲子汤"，把15克银耳，洗净用凉水泡一夜，放入锅中加8分水，用大火煮沸后，放上洗净除芯的莲子，用小火煮至银耳熟透，加入冰糖就行。

夏季小孩容易有内热，表现为喉咙痛、上火，喝"芹菜清伏热汤"效果特别好。把25克生薏仁煲熟，倒入事先榨好的半斤芹菜汁，一起煮开即可。

豆浆、纯奶不建议混着喝

第二军医大学附属长海医院营养科教授蔡东联说，豆浆、纯奶可以混着喝，但营养价值并不会因此而提高，并不建议混着喝。豆浆、牛奶的蛋白质都是完全蛋白质，包含有8种必需氨基酸，没必要混着喝；再者，两者混喝时，豆浆如果煮沸不够，其所含的一些皂甙类物质和个别植物化学物会影响牛奶蛋白质的吸收。

若想改善口味，奶粉也可以用米汤冲着喝，味道比较香，不少人喜爱喝。蔡东联说，奶粉加在米汤或粥里，两者的营养物质不会抵消。但提醒大家，冲奶粉的米汤温度不宜过高，以免破坏奶粉里的维生素。

豆浆、纯奶不宜空腹喝，应该吃些谷类食物，以利于蛋白质的充分吸收利用。豆浆、纯奶不宜与一些果子露、橘子汁、酸梅汤等酸性饮料混喝。这些酸性饮料在胃中与牛奶、豆浆中的蛋白质结合会凝结成较大较硬、很难消化吸收的凝块。也不宜与麦乳精同时喝，因麦乳精含有较多的脂肪和糖，这会引起消化不良。喝豆浆、纯奶最好不要加糖，糖在人体内会分解形成酸，而酸容易与豆浆、牛奶中的钙质中和，影响钙的吸收。

生啤比熟啤更营养

生、熟啤酒在工艺上主要是除菌方式不同。国标定义的生啤酒是指不经巴氏灭菌或瞬时高温灭菌，而采用物理方法除菌，达到一定生物稳定性的啤酒。熟啤酒采用加热方式实现灭菌以延长保质期，但失去了啤酒的新鲜口味；而生啤酒则是通过微孔膜过滤除菌达到保质要求，口味和营养物质没有变化。

从营养成分上来说，生啤酒会比熟啤酒更有营养，而且生啤酒的外观、气味和口感都要好于熟啤酒。生啤酒色泽更浅，澄清透明度更好，外观更亮、更美；保留了酶的活性，有利于大分子物质分解；含有更丰富的氨基酸和可溶蛋白，营养更好。

生啤酒又有纯生啤酒和普通生啤酒之分。纯生啤酒保质期可达 180 天；普通生啤酒虽然也未经高温杀菌，但它采用的是硅藻土过滤，只能滤掉酵母菌，杂菌不能被滤掉，因此其保质期一般在 3 ~ 5 天。大家常喝的扎啤就是一种普通的生啤酒，新鲜时口感清爽；一旦出现刷锅水味、酸味等，则表明已变质，不能饮用了。

大棚果蔬营养少了

北京蔬菜研究中心高级农艺师张宝海表示，在大棚里种植的果蔬，通风不好，光照不够，使表面水分蒸发，从土壤中吸收的矿物质也随之减少，营养也降下来了。

没熟就采摘，然后用化学制剂催熟。有些菜农为提前果蔬上市时间，西红柿还半生着就摘下来，用"乙烯利"一喷，表面会很快变红；种瓜基本由人工授粉改用"坐瓜灵"，长得快，产量高，但稍有不当就变味，甜瓜发苦就是这个原因。

有机肥减少。过去种地都上农家肥，种出来的菜好吃有味。而现在为求高产，农民们往往猛追化肥，上氮肥过多。

多选用抗病高产品种。如以前的西红柿皮薄、味浓，但易裂果，现在为了好运输、方便保存，就选用硬肉的种子，口感差了不少。

正因为种种"高科技手段"的运用，使得"大棚果蔬的营养价值远不如从前了"。国外一项调查显示，现在西红柿的酸甜度值是 2.77，比过去损失了近 15%；维生素 C 含量比 30 年前下降了 17 毫克。食品专家的测量结果则表明，大棚蔬菜所含叶绿素、维生素 C、糖分、矿物质、钙等营养成分都比露地菜低，而有害物质亚硝酸盐、砷的含量却上涨了。

选大棚食品应注意啥　中国农业大学食品学院副教授范志红

建议，首先，别买不到成熟期的水果，"如果一种水果离成熟期还差半个月，但又长得很好看，那很可能是用了催熟剂。如催熟的西瓜，瓜皮颜色鲜嫩、条纹浅淡、瓜蒂发青"。

其次，闻气味。自然熟的水果，大多在表皮上能闻到果香味；催熟的水果不仅没有果香，甚至还有异味。

最后，如果冬天想吃反季蔬菜，也最好多买些洋葱、胡萝卜、茄子等，因为其中农药残留物较少。

专家提醒，由于大棚果蔬营养含量比以前低，这就需要我们格外增加食用量。如以前吃一个西红柿所摄取的维生素，现在必须同时吃一个猕猴桃才能补充上；原来一斤青菜所含的叶绿素、钙、矿物质等营养成分，现在可能需要一斤半甚至两斤才能补回来，或者，也可以另外吃些强化营养食品、片剂等。

绿豆　消暑好食品

绿豆中富含蛋白质及多种维生素、钙、磷、铁等，因此，它具有良好的食用价值。

绿豆汤：老百姓最喜欢的消暑饮料　如果只是想消暑，煮汤时将绿豆淘净，用大火煮沸，10分钟左右即可，注意不要久煮。煮熟的绿豆汤味道清淡，略有豆子的苦涩味，冰镇后味道更趋平淡。若向汤中兑入鲜橘汁，则不仅增加绿豆汤的甜度，而且增加了绿豆汤的营养成分，比单纯加入冰糖效果更好。煮绿豆汤时有以下两种方法能省时、省力：

1.暖水瓶预泡法。如果您能将洗干净的绿豆倒入空暖水瓶内，再将烧开的开水倒入其中，盖好塞子，放置 2～3 小时，那么，打开塞子后，里面绿豆因瓶内长时间持续高温的浸泡而"开花"或呈半熟状态。然后，将水和绿豆一起倒入锅内，加热，极易煮熟。

2.自来水冷激法：将洗好的绿豆放入锅内，加入适量自来水，大火催开。从水龙头接一碗凉的自来水，倒入锅内，使其水量达正常值，温火烧开即可食用。此法利用冷热水温的差异，导致绿豆因表面热胀冷缩而"开花"易熟。

绿豆芽：富含维生素 C　中医认为经常食用绿豆芽可清热解毒，利尿除湿，解酒毒、热毒。凡体质属痰火湿热者，血压偏高或血脂偏高且多嗜烟酒肥腻者，如果常吃绿豆芽，就可以起到清肠胃、解热毒、洁牙齿的作用。绿豆芽性寒，烹调时应配上一点姜丝，中和它的寒性，十分适于夏季食用。烹调时油、盐不宜太多，豆芽菜下锅后要迅速翻炒，适当加些醋，才能保存水分及维生素 C。

绿豆糕：消暑糕点　绿豆糕不仅可做糕点，而且可以消暑。北方的绿豆糕一般不带馅儿，南方则有的带馅儿。

绿豆凉粉：清凉爽口、提神败火　绿豆凉粉具有清凉爽口、提神败火的功效。真正的绿豆凉粉，其颜色是乳白色或乳白中略带一点蛋青色，手感韧性强口感嚼劲足，放入水或倒进汤中，一两天不会变质；而外表浅绿色的凉粉可能是掺加色素的淀粉制品，不要轻易购买。

食物营养八问

　　美国《科学世界》刊登了有关食物营养的几个问题，其答案可能会使你吃惊。

　　1. 如果饮食多样化，就能吸收充分的营养。错误。饮食品种多样化并不能保证得到充分的营养。但是成年人只要每天从四类主要食物中选取两三种，通常就能保持营养的平衡。四类食物是：（1）奶类，包括牛奶、奶酪、酸奶和其他奶制品；（2）肉类，包括家禽家畜肉、鱼肉、鸡蛋以及肉类代用品如豆类和花生等；（3）谷物类，包括米饭、面条、面包以及其他谷物食品；（4）蔬菜和水果。

　　2. 不吃肉和鱼的人仍然健康。正确。只要他们摄入足够的奶制品、鸡蛋和肉类代用品。他们就能够获得基本的蛋白质。

　　3. 在家里烹饪的新鲜蔬菜总是比罐装或速冻的蔬菜更有营养。错误。蔬菜营养价值的不同主要在于它们是怎么烹饪或配制的，而不在于它们是刚买来的或包装好的。例如，过度烹饪会破坏许多营养成分；烹饪时加入太多的水，会损失很多维生素。

　　4. 在正餐之间吃食物同正餐一样有助于健康。正确。营养价值取决于吃的是何种食物，而不在于何时进食。把煮鸡蛋或水果等当点心吃，同样是摄入了营养。

5. 减肥时避免吃淀粉类食物，如面包或马铃薯等。错误。如果不吃淀粉类食物，如豆类、马铃薯、面包和米饭等，就等于在自行截断多种维生素（如维生素 B、C）和其他营养物质的来源。另外，同样重量的面包和马铃薯要比牛排和牛肉所含的热量少得多。

6. 每天服用的维生素超过所建议的摄入量不会给人体提供更多能量。正确。许多人都认为摄入过量的维生素可获得更多的能量。但是摄入过量，效果并不一定好，这就好像给汽车注入过多的汽油并不一定能使它跑得更快一样。

7. 天然维生素要比人造维生素对人体更有作用。错误。不论是在实验室里制造的还是从动、植物中提取出来的维生素，其性质和化学结构都是一样的。

8. 老年人与年轻人所需维生素的量相同。正确。虽然老年人需要的热量较少，但他们所需的维生素量与年轻人相同。

天热喝什么好

第一等级：纯净水和矿泉水。纯净水是富氧水，能活化细胞及内脏，增强免疫力和抵抗力。根据目前我国饮用天然矿泉水国家标准的规定，作为矿泉水，首先不应含有对人体有害的或有损身体健康的物质；其次，必须含有一定量的对人体有益的特征性微量元素，如锂、锶、锌、溴、碘、偏硅酸、硒、溶解性总固体等界限指标，至少必须有一项达到国家矿泉水标准规定的量值，否则不能称其为矿泉水。优质的矿泉水通常是低钠，矿物质含量适中，含有一种或几种特征性微量元素，水质的口感也较好。

第二等级：茶和咖啡。绿茶、乌龙茶和红茶是常喝的三类茶，茶可提供茶多酚等抗氧化物质及某些微营养素，具有防癌抗癌、降低心血管疾病风险、增加骨密度、减少蛀牙和龋齿及肾结石的作用。咖啡有醒脑、提神的作用。

第三等级：低脂奶（脂肪含量为 1.5% 或 1%）、脱脂奶和大豆饮料。它们是人体所需的优质蛋白、钙和某些必需微营养素的重要来源，酸奶中还含有对人体有益的细菌。

第四等级：不含热量的甜饮料。仅提供水分和甜味而不提供能量。

第五等级：含某些营养成分的饮料。指纯果蔬汁、全脂奶（脂肪含量为 3.25%）、含酒精饮料和运动饮料。

第六等级：含热量的甜饮料。这类饮料除了含较高的能量外，几乎不含其他有用的营养素。

夏季六种蔬菜最好生吃

蔬菜能生吃就尽量生吃，这样可以最大限度保留菜里的营养成分。北京师范大学营养研究中心营养师安健华向人们介绍了六种适宜夏季生食的时令蔬菜。

一、黄瓜：黄瓜含有维生素 C、维生素 B 族及许多微量矿物质，它所含的营养成分丰富，生吃口感清脆爽口。从营养学角度出发，黄瓜皮所含营养素丰富，应当保留生吃。但为了预防农药残留对人体的伤害，黄瓜应先在盐水中泡 15～20 分钟再洗净生食。用盐水泡黄瓜时切勿掐头去根，要保持黄瓜的完整，以免营养素在泡的过程中从切面流失。

二、西红柿：西红柿中维生素 A 较丰富，维生素 A 对视力保护及皮肤暴晒后修复有好处。肥胖者、糖尿病人、高血压病人都不宜吃被称为"雪漫火焰山"的加糖凉拌西红柿。

三、柿子椒或尖椒：辣椒是所有蔬菜中维生素 C 含量最丰富的食物。维生素 C 可提高人体免疫力，帮助抵御各种疾病。

四、芹菜：芹菜富含粗纤维、钾、维生素 B_2、尼克酸等成分。夏季天气炎热，人们易上火，造成大便干燥。同时，天热时人们失水多，容易造成钠、钾失衡。芹菜可帮助润肠通便，调节钠、钾平衡。尼克酸对人的皮肤、神经系统和食欲都有影响，如果人体缺乏维生素 B_2，就容易引起疲劳乏力和口腔溃疡。芹菜、香菜、白萝卜等属于"感光"蔬菜，这些蔬菜让爱长斑的皮肤更容易长出色斑。如果是比较容易长斑的皮肤，盛夏季节最好不要吃这些"感光"蔬菜。

五、大白菜：大白菜中膳食纤维和维生素 A 含量高，阳光刺眼的夏季多吃新鲜的大白菜，对护眼、养颜有益。

六、茄子：茄子所含硒较其他蔬菜要高。将鲜嫩的圆茄子削皮切成丝，加适量盐和香油凉拌。硒具有抗氧化作用，能保持人体细胞的正常功能，提高免疫力。

家庭食物"环保"提示

1. 如果要享受生食的美味，建议把生海鲜、生鱼片先浸泡于醋里3分钟以上再食用，这样有助杀死肠炎弧菌。生食时，搭配芥末、葱、蒜等一起吃，也有助杀菌。

2. 买回家的熟食、凉拌菜或是煮好的食物，如果要在30分钟之后才吃，应该先放进冰箱冷藏室。

3. 手上有伤口、感冒或腹泻的人，应该避免碰触、处理食物。如果必须料理食物时，一定要先将伤口清洁、消毒、包扎好，然后戴上干净的手套再碰食物。

4. 接触过生鲜鱼肉等食材的菜刀、砧板、抹布、容器等器具，都要先清洗干净，并彻底消毒。消毒方式可以用煮沸处理。如果是不耐高温的器具，可以用10公升水加入1/5汤匙漂白粉泡成漂白水，浸泡30分钟后，再用煮沸过的水冲洗干净。

5. 不要把冰箱塞满。如果冰箱里东西存放太多，冷却、保鲜效果会变差。冷藏库最好保留40%左右的空间。另外，不要把食物挡在冷气出风口处，以免影响冰箱内温度。

夏季注意安全食用果蔬

农业部食品质量监督检验测试中心研究员撰文建议把好以下关口能减少果蔬农药残留。

挑选：原则上讲，在选购果蔬时，通过感官无法鉴别出是否有农药残留，但不要选择以下水果和蔬菜——畸形、未熟或过熟、色泽不正常、有病虫害、有病毒征候、有病斑、烂心、黑心、搬运中受伤、冻伤、有空洞和裂痕、气味异常等。

洗涤：如果是残留在表面、水溶性比较强的农药，通过水洗基本上可以除掉。加入含表面活性剂的洗洁精和某些酶类后，去除农药残留的效果更佳。试验证明：水洗通常可以除掉至少50%的农药残留，而用刷子刷洗可以除掉70%以上的农药残留。

热水烫漂：热水烫漂可以增加某些农药的水溶性。如烫漂可以除去花椰菜上82%～87%的甲胺磷残留；用95℃、2%的盐水漂洗三分钟，可以除掉卷心菜、菜花上几乎全部的甲胺磷和95%以上的克百威；用60℃、2%的盐水洗水果，可以除掉全部久效磷。

去皮：大多数农药残留主要集中在作物的外层、果皮和蔬菜的外层叶，因此去壳削皮可以去除大部分农药残留。

加工：可榨汁、制果酱。将水果去皮榨汁，这时农药残留含量最低。购买或自制的果酱，由于经过加热等处理，且经过一定时间的存放，农药残留会降解减少。因酸性环境对一些农药有破坏作用，故酸性果汁果酱（如苹果汁、橙汁、番茄酱等口感比较酸的）经一定时间的存放后，农药残留减少较多。

干燥：因阳光中的紫外线对农药的化学结构有破坏作用，烘烤会使大部分农药挥发，所以太阳晒和热炉烘均可降低农药残留。98％以上的脱水蔬菜产品检测不出农药残留，可见食用干菇类等脱水蔬菜安全性较高。炒菜时，农药残留会溶进菜汤中，从降低农药残留危害风险性的角度而言，应注意少喝菜汤。

夏天多吃防晒食物

每天吃高维生素 C 水果。维生素 C 是"永远的美肤圣品"，想拥有健康明亮、不易晒伤的皮肤，几乎每个皮肤科医生都会让你每天吃 2 ~ 3 份高维生素 C 的水果，番石榴、猕猴桃、草莓或是柑橘类都可以。

适量摄取黄红色蔬果。红色、橘黄色蔬果及深绿色叶菜，如胡萝卜、杞果、西红柿、木瓜、空心菜等，都含有大量胡萝卜素及其他植物化学物质，有助于抗氧化、增强皮肤抵抗力。

经常吃豆制品。大豆中的异黄酮是一种植物性雌激素，它也具有抗氧化能力，是女性维持光泽细嫩皮肤不可缺少的一类食物。大豆制品中，豆腐、豆浆（建议不放糖）是比较好的选择，而其他加工豆制品，如豆干及豆皮等，热量都比一般豆腐高很多。

100克传统豆腐含热量50～88卡，但日式炸豆皮却含385卡热量，最好别多吃。

来杯热可可。巧克力里含有多种丰富的抗氧化物，如可可多酚、类黄酮，适量摄取对皮肤有益。目前市面上可买到没有添加糖及奶精的100%纯黑可可巧克力粉，只要调和热牛奶，加一点红糖，就能享受一杯美味香醇的热可可了。

每天两杯茶。美国研究指出，喝绿茶或是使用含绿茶成分的保养品，可以让因日晒导致皮肤晒伤、松弛和粗糙的过氧化物减少约1/3。一般健康人喝茶养生，每天2～4杯较合适，也可将不同类的茶换着喝。

樱桃萝卜别和水果同食

人们熟悉的萝卜家族又多了新的面孔——一种小巧玲珑、红皮白瓤、圆圆的小萝卜，它就是樱桃萝卜。樱桃萝卜相比白萝卜、红萝卜、青萝卜等，更像一种水果，少了辛辣味儿，爽脆可口。樱桃萝卜含较高的水分，维生素C含量是番茄的3～4倍，还含有较高的矿物质元素、芥子油、木质素等多种成分。萝卜有通气宽胸、健胃消食、止咳化痰、除燥生津、解毒散瘀、止泻、利尿等功效。另外，萝卜生吃还可防癌。樱桃萝卜根、缨均可食用。根最好生食或蘸甜面酱吃，还可烧、炒或腌渍酸（泡）菜，做中西餐配菜也是别具风味。吃多了油腻的食物，不妨吃上几个樱桃小萝卜，有不错的解油腻的效果。吃萝卜的同时，可千万别随手扔掉萝卜缨，它的营养价值在很多方面高于根，维生素 C 含量比根高近两倍，矿物质元素中的钙、镁、铁、锌等含量高出根 3～10 倍。缨子的食用方法与根基本相同，可以切碎和肉末一同炒食，还可做汤食用。

樱桃萝卜虽然好吃有营养，但食用时还是要注意以下几点：1. 不宜与人参同食；2. 错开与水果食用的时间。因樱桃萝卜与水果同食易诱发和导致甲状腺肿大。

米饭加"料"有助减肥

选择"粗糙"原料做米食　富含膳食纤维的黑米、紫米、糙米等都是延缓消化速度的好选择。如果感觉它们吃起来比较剌口，可以把它们先泡一夜，或用高压锅先煮半软，然后与米饭混合煮食，或者直接煮成稠粥，减肥时可以用来代替白米饭做主食。

在米食里面加点豆　红豆、豌豆、黄豆等各种豆类不仅含有丰富的矿物质和微量元素，还含有大量的膳食纤维，同时还能提供丰富的蛋白质，可以显著提高饱腹感。由于人体对豆类的消化速度大大低于米饭和米粥，用大米和豆子 1∶1 地配合，就可以使米饭和米粥的饱腹感明显上升。

在米饭里面加点胶　燕麦、大麦等主食含有胶状物质，它们属于可溶性膳食纤维，可以提高食物的黏度，延缓消化速度。在煮饭、煮粥时，不仅可以放一些燕麦，还可以加入海藻、皂角米等含胶质原料。

在米饭里面加点菜　蔬菜中的纤维素和植物多糖能增加米饭体积，其中的大量水分可以稀释热量，还能延缓胃排空，所以米饭中不妨添一些蘑菇、笋丁、金针菇等高纤维蔬菜。

圣女果和普通番茄营养一样吗

圣女果又名葡萄番茄、樱桃番茄，它的营养价值优于普通番茄，除含有番茄的所有营养成分外，其维生素含量是普通番茄的1.7倍。

圣女果中含有谷胱甘肽和番茄红素等特殊物质。这些物质可促进人体的生长发育，特别是可促进小儿的生长发育，并且可增加人体抵抗力，延缓人的衰老。另外，番茄红素可保护人体不受香烟和汽车废气中致癌毒素的侵害，并可提高人体的防晒功能。对于防癌、抗癌，特别是前列腺癌，可以起到有效的治疗和预防作用。樱桃番茄中维生素 PP 的含量居果蔬之首，能较好地保护皮肤，维护胃液正常分泌，促进红细胞的生成，对肝病也有辅助治疗作用。

过了端午再吃龙虾

"要吃上等龙虾一定要过了端午，端午后温度才稳定。"江苏省淡水水产研究所唐天德教授说，"温度一定要持续10天、平均20摄氏度以上才行，这样的温度能使龙虾正常进食，它们才能长得最肥！"

"现在有些捕龙虾的人为了让龙虾早出洞，他们会使用农药让龙虾昏迷，且乖乖地从洞里爬出来。"唐天德提醒市民，买龙虾时，一定要抓住龙虾的中部仔细观察，如果被抓起的龙虾两只大钳直直地伸开，证明是未被农药污染过的。相反，若两只钳蜷缩在胸前的龙虾，千万不要放入篮中。

专家揭露饮食中的误区

误区一：含有谷物的都是健康食品　专家们表示，只有未经加工的谷物才富含纤维、维生素E和镁等营养物质。一旦加工成面粉，会导致这些营养素的丢失。

误区二：维生素饮料很健康　现在的瓶装水也成了"营养概念股"，宣称富含各种维生素，以及中草药"精华"。以某知名品牌的饮品为例，一整瓶水含有125卡的热量，而其中的维生素

C 含量还不如两个草莓多。因此，当你口渴时，选择不含热量的纯净水就可以。如果有必要，每天吃一片复合维生素也不错。

误区三：脱水蔬菜远比薯片好　脱水蔬菜越来越受到人们欢迎。但这些看起来健康的小零食，营养还是有损失。况且，一包120 克的胡萝卜干含有约 600 卡热量，与薯片相当。当你想要吃点小零食时，不妨选择一小把坚果，它富含纤维素、不饱和脂肪酸、维生素和矿物质，如果你想选择绝对健康的产品，原汁原味的蔬菜才是最好的：胡萝卜丝、芹菜条、黄瓜都不错。

误区四：含水果的零食更健康　"浓缩的葡萄汁或梨汁听起来非常健康，其实它们的原料只是果糖和水。"佛罗里达州州立大学食品科学与人类营养专业的盖尔教授这样说。如果把这样的小零食直接当成水果，还是少吃为妙。如果你想寻找一些简单快捷的方法，也许袋装葡萄干或者其他一些水果干是不错的选择。

误区五：瓶装牛奶更新鲜　康乃尔大学的一项研究发现，当牛奶用塑料容器包装，并在荧光下暴露 16 个小时以后，其中的维生素 A 含量会降低 32%。光线还会将牛奶中的脂肪氧化，口味变差。最好选择装在不透明容器里的牛奶。在这种情况下，牛奶里面的营养物质可以保存 10 天以上。

年夜饭要吃得科学合理

合理搭配饮食　据有关调查显示，年夜饭食谱中蛋白质、脂肪、胆固醇的含量超过平时的40%～45%。从营养学的角度来分析，过分食用荤菜，不吃或少量吃主食、蔬菜，大量饮酒，甚至把爱吃的食物吃上好几天，都会造成人体缺乏碳水化合物、维生素C、无机盐和膳食纤维。因此吃年夜饭更要坚持膳食平衡的原则，合理安排各类食物，比如鱼、禽、畜、虾、蛋、奶（牛奶或酸奶）、豆、果、蔬、菌、藻、坚果等，最好每样都有，这样既能保证食物的多样化，又能满足不同口味的需求，还能促进体内代谢的酸碱平衡。另外，节日期间，还应注意补充维生素特别是维生素C，最好每天都吃一些新鲜的有色蔬菜和水果，如各种绿叶菜、柿子椒、猕猴桃、草莓等。

切忌暴饮暴食　年夜饭虽然丰盛、美味，但如果管不住自己的嘴，过多、过杂地摄入食物，不仅会造成热量超标、脂肪堆积、体重增加，而且还会出现意想不到的问题。如果吃的食物太过油腻或者大量饮酒，会引起胆囊炎，胆结石病人会引起胆绞痛。建议在做年夜饭的时候，可以通过改变烹饪方式来减少热能的摄入，尽量以清淡为主。

熬夜应该吃什么　除夕熬夜看春节晚会是很多人的习惯，一般会边看电视边吃花生、瓜子、开心果、松子、榛子等零食。这些零食虽然含有丰富的微量元素（如锌等），但其所含的热能、脂肪量也很高，不宜多吃。还有的人熬夜时喜欢吃甜食，认为可以补充能量。其实，过多食用甜食会加速消耗体内的维生素 B 群，反而让人更容易觉得疲劳。建议熬夜时可准备一个丰盛的水果拼盘，这样既有过节气氛，又能提供丰富的维生素和矿物质。

存放熟食别裹保鲜膜

超市中的熟食大多包裹一层保鲜膜，很多消费者认为这是层"保护膜"，买回家直接放到冰箱里就行了。事实上，应该把保鲜膜撕掉后再储存。

因为保鲜膜的原料主要有三种，分别是聚乙烯、聚氯乙烯和聚二氯乙烯。聚乙烯材质是最安全的。然而，超市中用来包裹食品的保鲜膜也有可能使用聚氯乙烯材质。实验证明，这种保鲜膜含有增塑剂。该增塑剂对人体内分泌系统有很大破坏作用，其极易渗入食物，尤其是高脂肪食物，经过长时间的包裹，食物中的油脂很容易将保鲜膜中的有害物质溶解，食用后会影响人体健康。

对此，消费者可以采取以下办法：回家后就把保鲜膜撕掉，将食物用食品保鲜袋包装起来，再放进冰箱；也可以将食物装在有盖的陶瓷容器中；如果是没有盖的容器，覆盖保鲜膜时，尽量别把食物装太满。最后要提醒大家，在菜还热着时，也不要盖保鲜膜，因为那样会增加菜中维生素的损失。最好等菜完全冷却后，再盖保鲜膜。

走出饮食四大误区

误区一：植物油是最健康的　中国人民解放军临床营养中心主任蔡东联教授说，动物性油脂多属饱和脂肪酸，植物性油脂多属不饱和脂肪酸。总体而言，植物油比动物油有利于人体健康。什么是健康食油？只有当饱和脂肪酸、单不饱和脂肪酸和多不饱和脂肪酸的比例是１：１：１时，才称得上是最健康的食油。要想获取这种健康食油，将棕榈油与豆油等量混合即可。

误区二：饮食谨遵"食物相克说"　蔡东联教授表示，现代营养学中并无"食物相克"一词，通常说的食物相克，绝大部分没有科学道理。除非对某种食物过敏，否则你就不必忌食。所谓食物相克，多数是其中一种食物不利于消化或含有有害物质，而不是两种食物相克。如牛肉柿子相克说，柿子不太成熟时含有大量的鞣酸，大量进食后，可在胃里与牛肉或其他食物的蛋白质结合，形成一种类似结石的物质，引起胃胀难受。因此，柿子应等熟透后再吃，这时的鞣酸含量就大为降低了。另外，吃高蛋白食物时，注意不要同时食用柿子。

误区三：用装衣服的塑料袋盛食物　蔡东联教授提醒，装衣服的塑料袋含有大量聚氯乙烯等有害物质，可在常温条件下直接渗入食物中，会造成人体慢性中毒甚至致癌。

误区四：离子水可以保健市场上有一种"离子水机"，这种机器能把自来水电离成"酸水"和"碱水"。酸性水可以用来洗脸，可以促进脸部血液循环、美容护肤；而碱性水可以直接饮用，可降低血压。蔡东联教授说，虽然呈弱碱性的水对人体有一定益处，但单纯通过喝水来治病是没有科学依据的。卫生部曾发布公告明确指出，卫生部从未批准过任何"离子水机"，凡是涉及生活饮用水卫生安全的产品不得宣称有任何保健功能。

世界卫生组织提出，健康水应该满足以下几个递进性要求：1.没有污染，不含致病菌、重金属和有害化学物质；2.含有人体所需的天然矿物质和微量元素；3.生命活力没有退化，呈弱碱性。有数据显示，我们喝的自来水酸碱度为7.35～7.45，呈中性偏碱。因此，饮用水只要净化就可以了，没有必要纯化。

专家强调国人最缺绿叶菜

"三日可无肉，日菜不可无。"尽管中国人自古就意识到了吃菜的重要性，中国营养学会理事长葛可佑仍然表示："其实，中国人吃菜还不够，其中最缺的就是绿叶菜！"

上海市营养学会名誉理事长柳启沛教授认为，按照中国营养学会推荐的中国居民平衡膳食宝塔建议，每人每天应吃100～200克水果和400～500克蔬菜。而2002年相关部门进行的"中国居民营养与健康状况调查"显示，每人每天吃的蔬菜类只有 276 克，水果类 45 克，远远低于所建议的标准。"特别是深色绿叶蔬菜，中国人吃的还不够，其中含有较多的类胡萝卜素、维生素 C 及多种抗氧化成分，恰好是中国人最缺乏的。我们希望深色绿叶蔬菜最好能占到所食蔬菜数量的一半。"柳启沛教授说。中国营养学会副理事长、国家食物与营养咨询委员会委员程义勇教授则建议，尽可能多吃菠菜、小白菜、莜麦菜等绿叶蔬菜，红辣椒、胡萝卜、番茄等红色蔬菜，以及土豆、南瓜、红薯等黄色蔬菜。

"在中国，18 岁以下青少年和 60 岁以上老人吃菜不够。"程义勇教授认为，青少年偏食、挑食的现象比较明显，因此"耽误"了蔬菜、水果的摄入。柳启沛教授建议，在天然饮食上，每天最好能坚持吃 500 克左右蔬菜，最好包括 5 个不同的品种，其中一半为绿色蔬菜；100 ~ 200 克水果，最好两种以上，儿童可取下限。

咸鸭蛋营养也丰富

咸鸭蛋，蛋壳呈青色，外观圆润光滑，又叫"青果"。该产品的特点是蛋心为红色、营养丰富。它富含脂肪、蛋白质以及人体所需的各种氨基酸，还含有钙、磷、铁等多种矿物质和人体必需的各种微量元素及维生素，而且容易被人体所吸收，优质的咸鸭蛋咸度适中、味道鲜美，老少皆宜。

与普通鸭蛋相比，咸鸭蛋中部分蛋白质被分解为氨基酸，由于盐腌，使蛋内盐分增加，蛋内无机盐也随之略增。生蛋黄中的脂肪由于与蛋白质结合在一起，看不出含有油脂，腌制时间久了，蛋白质会变性，并与脂肪分离，脂肪聚集在一起就成了蛋黄油，蛋黄中带有红黄色卵黄素及胡萝卜素，溶于蛋黄油呈红黄色，增加咸蛋的感官性状，咸鸭蛋出油则是腌好的标志。此外，咸鸭蛋中钙质、铁质等无机盐含量丰富，含钙量、含铁量比鸡蛋、鲜鸭蛋都高，因此是夏日补充钙、铁的好食物。

不过再好的食物也不能无节制地吃，咸蛋用盐量一般在10%左右，吃多了容易得高血压。

挑选咸鸭蛋一个简易鉴别方法是：品质好的腌蛋外壳干净，摇动有微颤感，剥开蛋壳后，咸味适中，油多味佳，用筷子一挑，便有黄油冒出，蛋黄分为一层一层的，近一层颜色就深一层，越往里越红。而较差的蛋外壳灰暗，有白色或黑色斑点，易碰碎，保质期较短。剥开后蛋白软烂、腐腻、咸味大。

构筑家庭食品安全"防火墙"

同济大学营养与保健食品研究所所长厉曙光教授日前指出，构筑家庭食品安全"防火墙"——就餐和采购食品，要谨记"五不吃"和"五不买"。

"五不吃"：

不吃半生不熟的东西　"福寿螺"中毒事件的警示犹在，一定要远离生食或半生不熟的东西。

不吃稀奇古怪的食物　"红彤彤"的红心鸭蛋、"墨墨黑"的臭豆腐……这些难得一见的食物成色，被证明为不是有毒就是有害。

不吃街头摊贩卖的食品　街头小摊小贩，健康证、卫生证、许可证都没有。闻起来香喷喷的烘山芋，很可能出自含有有毒化学制剂的烘焙铁桶。

不吃明令禁止的东西　权威部门明令禁止的食物一定不能吃，如野蘑菇、毛蚶、河豚等。

不吃加热过度的食物　烧烤的焦煳味，闻着香，吃进肚子却容易得病。研究表明，加热过度的食品中含有强致癌物——苯丙芘。

"五不买"：

低价离谱，不买　售价远低于成本的食品，一定有猫腻。

色香味过分，不买　馒头雪白，内含增白剂；油条肥胖，靠洗衣粉"充气"。

强制搭配，不买　有的"黑心"商家以次搭好，给快到保质期的商品"拉郎配"，把食品安全风险转嫁给消费者。

假冒名牌，不买　"大白兔"冒充"大白兔"、"厂和腐乳"混淆"广和腐乳"。对商标、标志、品名、产地等商品信息上的名牌"模仿秀"，消费者一定要睁大眼睛看清楚。

早产食品，不买　今天买来的食品，怎么明天才"生产"？

原来有厂商打起保质期的歪主意：把食品包装上的生产日期提前好几天，人为拉长保质期。

黄豆两吃最营养

大豆含有丰富营养素，具有高蛋白、高膳食纤维、高钙、高钾等特点，对人体健康非常有益。吃黄豆最好是做成豆浆或豆腐食用，因为整粒的黄豆不利于消化和吸收，可以早晨用豆浆机自己制作豆浆，晚上用豆渣蒸窝头。

早晨将昨晚浸泡好的黄豆放入豆浆机中，接上电源，根据要求按一下电钮，大约20分钟后就可以饮用美味的豆浆了。做豆浆后所剩的豆渣千万不可倒掉浪费，放入冰箱保存。晚上，用早晨所剩的豆渣加入玉米面，但不要加水，再加适量的苏打粉，做成窝头蒸熟后食用。豆浆中含有丰富的蛋白质、脂肪、碳水化合物、维生素和矿物质，早晨饮用可保证人体对营养素的需求；豆渣中主要是黄豆中的膳食纤维，用豆渣与粗粮玉米面做成窝头晚上食用，不但能够粗细粮互补，而且能够促进胃肠道的蠕动，减少人体对脂肪的吸收，对防治高脂血症和肥胖有益。

大豆的营养价值很高，但直接食用会影响蛋白质的吸收，造成肠胃胀气等现象。食用整粒大豆其蛋白质吸收率大约65%左右，而加工成豆浆后吸收率可增长至92%～96%。在家中自制豆浆，还可以将绿豆、红豆、黑豆、花生等其他种类的食物与黄豆一起混合起来制成豆浆，各种食物的营养成分相互补充，使豆浆的营养素更为均衡。

喝豆浆的时候要注意干稀搭配，让豆浆中的蛋白质在淀粉类食品的作用下，更为充分地被人体所吸收。如果同时再吃点蔬菜和水果，营养就更平衡了。豆浆属凉性的，所以脾胃虚寒、腹泻、腹胀的人要少喝或不喝。还应注意的是，自制的鲜豆浆要在 24 小时内喝完。

大米最好随吃随买

虽然大米的储存是"置于阴凉通风处，保质期 6 个月"，但是在储存期间，即便未发热、生虫、生霉，其食用品质也是逐渐下降，导致营养成分降低。所以，大米最好随吃随买，十几天买一次比较合适。

黑龙江省粮食行业协会副会长徐向颖介绍，当年收获的新粮最有营养，若贮存不当，很快会降低品质，不仅失去原有的色香味，营养成分和食用品质下降，甚至可能生霉变质产生有毒有害物质。在家庭环境的温暖、湿润条件下，储存大米的难度加大。可以将大米装在陶罐或者编织袋等通风比较好的装置中保存，但不能直接放在地上，要在下面垫一些东西，还要经常注意保持阴凉、通风、干燥，避免高温和光照。还要经常清仓晒晒罐子和袋子，清除里面的糖分和虫卵，但不可晒大米。

在比较潮湿的季节，可以在米罐里放几个干大蒜，但是千万不能暴晒。因为暴晒会使水分迅速散失，一些颗粒会碎掉，导致食用品质大打折扣。也可以把大米放进装有适量花椒和茴香的布包。

家里如果买回大袋的大米，保存时也可参照大米的挑选标准，经常看看、抓抓、闻闻、尝尝。1.看它是否有光泽，色泽是否正常。2.抓一把放开，观察手中是否粘有糠粉，正常合格的大米由于基本没有糠粉，不粘手。3.闻大米的气味。取少量大米，向大米哈一口气，或用手摩擦发热，然后立即嗅其气味。正常大米具有清香味，无异味。4.尝大米的味道，取几粒大米放进嘴里细嚼，正常的大米微甜，无异味。

早餐的科学搭配

早餐是大脑的"开关"，其能量来源于碳水化合物。因此，早餐一定要进食一些淀粉类食物，最好选择没有精加工的粗杂粮并且掺有一些坚果、干果。这样的食品释放能量比较迟缓，可以延长能量的补充时间，如紫米面馒头、芝麻酱花卷、包子、馄饨、豆沙包、坚果面包、吐司、玉米粥等。其次，维持人体充沛精力和灵敏反应力的蛋白质也不能少。可以选择鸡蛋、酱牛肉、方火腿、里脊肉、辣鸡翅、素鸡豆制品等食物。第三，早餐一定要有些蔬菜和水果，如凉拌小菜、蔬菜沙拉、水果沙拉等。这不仅仅是为了补充水溶性维生素和纤维素，还因水果和蔬菜属碱性食物，可以达到酸碱平衡。值得注意的是，早餐不宜吃太多油炸食物，如油条、油饼、炸糕等。

营养早餐建议：牛奶一杯、鸡蛋1个或熟肉一份、全麦面包几片或馒头一个等，蔬菜一碟如烫菠菜、甘蓝菜或空心菜等，也可吃生菜沙拉、水果一个或鲜果汁一杯。

顺序对了　吃饭香了

北京医院营养科李长平营养师指出，老年人吃饭时，不妨试试一鲜、二咸、三厚、四甜的顺序，这样能品味出每道菜的滋味，始终保持良好的食趣和食欲。

一鲜：是指新鲜的蔬菜及豆制品。老年人吃饭可以先吃一些凉拌的蔬菜，如凉拌苦瓜、黄瓜豆腐丝、花生菠菜等。由于我们平时所吃的肉类、鱼虾等几乎都是酸性食品，而第一道菜多吃一些蔬菜、豆制品等碱性食物，对开胃有一定好处。

二咸：是指味道较重的炒菜、炖菜等。吃完清淡的凉拌菜，再吃味道重的炒菜可以更刺激老年人的味蕾，增进食欲。如果先吃咸辣的菜，口舌已经麻木，再吃什么鲜美之味也味同嚼蜡，吃不出味道来了。

三厚：是指主食。老年人吃主食不宜过多，尤其是患有糖尿病的老年人。所以，在饭前吃新鲜的蔬菜可以增加饱腹感，减少主食的摄入。

四甜：甜味食物易产生腹胀，影响消化，所以要放在最后吃。若是先吃甜食，肚子饱了，没了食欲，就什么也吃不下了。另外，消化不良、胃肠道功能不好的老年人，也不要过多地吃甜食。

吃面食　一定要喝面汤

煮淀粉类食物时，其表面的淀粉会散落到汤中，当加热到100摄氏度时，淀粉颗粒会分解成糊精，能帮助消化食物。而且，面汤中还含有消化酶，在煮的过程中不会被破坏掉，也可以帮助消化食物。所以，喝原汤可以帮助减少积食。

其次，喝原汤还有一定的补充作用。面粉中水溶性的 B 族维生素很丰富，但在煮食的过程中，B 族维生素会流失到汤里。有报道称，溶解在汤里的水溶性维生素可占原食物的 50%，因而喝汤能够在一定程度上弥补面食在烹调过程中流失的维生素。

所谓"原食"，指的是淀粉类食物，而"原汤"，就是指煮这些食物的水。例如煮饺子、面条、馄饨、汤圆的汤，还有米汤等。还有，一定要讲究是"原汤"，才能化原食。西安著名的羊肉泡馍，使用的是炖羊肉的汤，然后把馍泡进去，这个汤就不是馍的原汤，因此没有上述作用。

原汤有这么多好处，那么，什么时候喝最好呢？理论上，多是饭后喝，就像大家喜欢在饭后喝点粥一样，量多少没有严格限制。吃面类食物不容易产生饱腹感，所以容易越吃越多，因此肥胖者应该在饭前喝，可以使人产生一定的饱腹感，放慢吃饭的速度，不至于吃得过多。这也是为什么民间流行"饭前喝汤，苗条健康"这条谚语的原因了。不过，慢性萎缩性胃炎的患者，胃酸分泌较少，饭前喝汤会冲淡胃液，进一步影响食物的消化，所以不要在饭前喝太多的汤。

动物肝脏的营养价值

鸭肝、猪肝含铁最丰富，适合缺铁性贫血儿童、妇女食用。肝脏是动物体内储存养料的重要器官，含有丰富的营养物质，比如：肝中铁质丰富，是补血食品中常见的食物，其中尤以鸭肝含铁量最高，每百克含铁高达 23 毫克，其次是猪肝，每百克含铁22.6 毫克。

除了含铁丰富，所有动物肝脏都富含维生素 A，其含量远远超过奶、蛋、肉、鱼等食品。维生素 A 具有维持正常生长和生殖机能的作用，并能保护夜间视力，防治眼睛干涩、疲劳。除此之外，动物肝脏中还含有丰富的维生素 B_2，以及微量元素硒，这些营养物质可以增强人体的免疫反应，具有抗氧化，防衰老的功能。

动物肝脏一般人都可以食用，每周适合吃 1~2 次，特别是熬夜族、电脑族。此外，含铁量高的动物肝脏尤其适合缺铁性贫血儿童、妇女食用。

每人每次摄入量不宜超过一匙。一个成年男性每日维生素 A 推荐摄入量为 800 微克,女性为 700 微克,儿童 400 微克。如果是吃牛肝、羊肝或鸡肝,每人每次 10 克就足够,即差不多一匙的量,若过量食用可能导致急慢性中毒。

动物肝脏胆固醇含量很高。虽然胆固醇是动物组织细胞所不可缺少的重要物质,适量食用对人体很有益,但胆固醇长期摄入过多可能会导致代谢紊乱,对机体产生不利的影响,甚至可能导致高胆固醇血症、动脉硬化。正常人每天的胆固醇摄入量不宜超过 500 毫克,心血管病患者一定要少吃动物肝脏,甚至不吃为好。

不同年龄段应选食不同的蔬菜

当孩子长到 6 个月时,需添加蔬菜来保证维生素和矿物质的供给,这个阶段要供给孩子各种各样的蔬菜,否则孩子到了两岁以后就会抵触不熟悉的蔬菜味道,造成偏食、挑食等不良生活习惯。

青春期是对营养素需求量相对最多的时期,如果该时期营养失衡会影响到成年的健康、智力水平以及为一些老年疾病埋下隐患。比如,青少年时期缺铁性贫血较突出,对钙的需求量也大,因此在饮食中注意多食用含维生素 C 与含铁、钙质丰富的蔬菜,包括青椒、菠菜、茼蒿、番茄、芹菜、茴香、苦瓜、花椰菜等。

而步入成年时期，人体开始走向衰老，对各种营养素的需求不但要保持，而且还要更科学，如膳食中的钙与磷比例以 1 ： 1 为宜，女性应在每日膳食中摄入 20 毫克的铁，富含铁、钙较多的蔬菜有茼蒿、菠菜、芹菜、茴香、小白菜等，此时还应注意增加一些具有保健作用如抗氧化活性成分含量高的蔬菜，如番茄、茄子、蘑菇、洋葱、胡萝卜、南瓜、山芋、苦瓜、花椰菜、大蒜等。

到了老年时期，人体进入衰老阶段，为保持身体健康，需要补充维生素、矿物质和膳食纤维来延缓衰老，还特别需要补钙以避免骨质疏松现象发生。此阶段最好经常食用的蔬菜有豆角、番茄、茄子、蘑菇、洋葱、胡萝卜、南瓜、马铃薯、红薯、山芋、苦瓜、花椰菜、大蒜、芹菜、茴香、小白菜、茼蒿、苋菜、冬瓜、黄瓜等，这些蔬菜中含有抗氧化及其他功效的生理成分。

含铬的食物表

铬是人体必不可少的营养素之一，其主要作用是帮助维持身体所需的正常葡萄糖含量。人体内的铬含量随着年龄的增加而逐渐减少，因此老年人对铬的需求更高。铬能帮助糖尿病患者提高胰岛素的敏感性，也就是说，在控制糖尿病病情的过程中，摄入一定量的铬后，只需要较少的胰岛素，就能起到控制病情的作用。人体对铬的需求一般可从饮食中获得，含铬的食物主要有动物肝脏、蛋类、苹果皮等。

（单位：微克/100克）

食物	含铬量	食物	含铬量	食物	含铬量
烤肝	170	牛肉	32	白面	23
蛋类	52	小麦	29	牡蛎	20
肝	50	苹果皮	25	白面包	20
麦麸	40	土豆	24	红糖	18

午餐搭配有讲究

上班族不可能精细计算每餐的营养素摄入，但只要掌握以下搭配原则，即可基本满足平衡膳食的要求。

粗细搭配：适当选用粗粮，如小米、全麦、燕麦、面包、糙米、苦荞麦等。米面越白，营养价值越差。多吃粗粮有助于预防糖尿病、老年斑、便秘等，还有助于减肥。

干稀搭配：除了米饭外，可以选择一些汤粥类食品，如赤小豆炖鲤鱼汤、茭白泥鳅豆腐羹、黑芝麻糊等。《红楼梦》中记载的六种粥（红稻米粥、碧粳粥、大枣粥、鸭子肉粥、腊八粥及燕窝粥）也是不错的选择。

颜色搭配：食物一般分为5种颜色：白、红、绿、黑和黄色。

各种颜色的代表食物如下：白色的有米面、牛奶等；红色的有西红柿、大枣、红葡萄酒及肉类等；绿色的有绿色蔬菜、绿茶等；黑色的有黑豆、黑米、黑芝麻等；黄色的有柑橘、米糠、大豆、胡萝卜等。一日饮食中应兼顾上述五种颜色的食物。

皮肉搭配：连皮带肉一起吃渐成时尚。如鹌鹑蛋、小蜜橘、大枣、花生米等带皮一起吃营养价值更高。

"海陆空"搭配：海里游的、陆地上走的、空中飞的食物应搭配食用。

莜麦菜的营养价值高

莜麦菜是一种叶用莴苣，并含多种营养成分。每 100 克莜麦菜含维生素 A894 国际单位，居菜类前列。油麦菜富含的维生素 A，能维护正常视力和皮肤健康。莜麦菜还富含抗坏血酸和叶酸，抗坏血酸能刺激造血和清血，促进血中胆固醇转化，使血脂下降；叶酸能保护心血管。莜麦菜含钙比茎用莴苣——莴笋高近一倍。莜麦菜比较适合素炒或凉拌，食之均嫩脆，清香可口。

常见食物的脂肪含量

食物名称	每克含量（%）
葵花子仁	40 ~ 50
猪肉（肥肉）	30 ~ 45
花生米	20 ~ 31
鸭肉（全鸭）	15 ~ 25
鸡蛋	11 ~ 13

猪肉（瘦肉）	6 ~ 10
鸡肉（瘦肉）	4 ~ 10
黄鱼（可食部分）	3 ~ 6
羊肉（瘦肉）	3 ~ 5
牛肉（后腿瘦肉）	2 ~ 4
牛奶	2 ~ 4
豆腐	2 ~ 3
面粉	1 ~ 1.5
大米	0.5 ~ 1.5

厨房里的营养不容忽视

问：黑芝麻是磨碎了吃好，还是整粒吃好？

答：我们一般是整粒吃的，因为芝麻里含有丰富的不饱和脂肪酸，可健脑、益智、抗衰老。但是芝麻所含的锌，如果不把它磨碎的话，就不利于被人体吸收。所以我建议人们，芝麻最好现吃现磨，以便将锌的特性充分发挥出来。

问：绿色食物的颜色与营养有什么关系？

答：蔬菜的颜色决定其内在的营养含量，比如含维生素C及胡萝卜素的蔬菜，首选的肯定是小白菜，其次就是卷心菜及一系列绿色的菜。绿叶蔬菜里，尤其是秆长一点的蔬菜里含有丰富的纤维素，能把我们摄入过量的脂肪等所产生的毒素排出体外。故而吃肉的时候搭配一些纤维素最好，常见的有韭菜、芹菜、茼蒿等。

问：菠菜可不可以去根？

答：不可以。菠菜根里含有丰富的维生素C、矿物质等，其含量不低于菜叶，所以在烹制过程中不要抛弃它。

问：补钾吃什么水果好？

答：大家在补钾时首先考虑到香蕉，还有橘子等，但钾不光是含在香蕉的瓤里，香蕉皮里也含钾丰富。如把香蕉皮洗净煮水，也不失为一种钾的补充来源。

问：为啥做豆腐放些肉末好？

答：因为豆腐所含的蛋白质非常丰富，但是缺少氮氨酸，如果氮氨酸不足的话，豆腐所含的蛋白质也不能够被人体吸收和重新利用。如果我们在做豆腐的时候适量放点肉末和鸡蛋，就会大大提高人体吸收其营养的能力。

问：哪些菜需要在水里焯一下，才有益人体吸收？

答：首先要看一看蔬菜是不是含有草酸，如果是，则一定要焯的。含草酸的蔬菜有菠菜、竹笋等，这些菜一定要放到水里焯一下再来烹制，否则会影响食物里的钙被人体吸收。并且焯菜时，一定要让水没过菜，此举可减少菜在空气中的氧化过程。

问：炒菜时何时添加酱油等调料更合适？

答：做菜时最好后放酱油，此举能有效保留酱油中的氨基酸和营养成分，如先放酱油的话，其营养成分就基本被耗尽了。

哪些食品含硒较多

硒是一种微量元素，它有抗氧化和保护心血管的作用。成年人每日膳食中需要摄入硒 50 微克。

哪些常吃的食品含硒比较多呢？以下均按每 100 克计，小米含硒 4.74 微克，稻米（粳米）含硒 6.40 微克，小麦面粉（标准粉）为 6.88 微克，黄豆 6.16 微克，大蒜 3.09 微克，金针菜（黄花菜）4.22 微克，香菇 6.42 微克，南瓜子（白瓜子）27.03 微克，鹅肉 17.68 微克，肥瘦羊肉 38.20 微克，小黄花鱼 55.20 微克，带鱼 36.57 微克。

膳食中注意适量搭配以上食品，可以满足体内对硒的需要。

哪种早餐搭配更健康

卫生部北京医院副主任营养师李长平表示：早餐中首先必须含两大类食物，即碳水化合物（如粥、馒头、面包等）和蛋白质类（如鸡蛋、牛奶、豆腐等），当然，如果时间允许，加上蔬菜和水果就更好了。其次，早餐热量不宜过高，应该占全天热量的 30%。再者，早餐最好能摄取奶类，奶类除了提供蛋白质，还是钙质的主要来源。针对日常生活中常见 5 种类型的早餐，李老师进行了点评。

油条＋豆浆，最饱　　在这份早餐中，烧饼和油条属于主食类食品，豆浆是植物蛋白，所以碳水化合物和蛋白质类的食物都有了，基本能够满足一个上午的能量消耗。油饼和油条都属于油炸类食品，食用后虽然饱腹感会比较明显，但热量比较高，较胖的人不建议食用。而体形标准的人群，也要尽量做到每周不超过三次。同时，豆浆中不要加入太多的糖。此外，豆浆中水分多，蛋白质含量低，所以不妨加个鸡蛋，或将豆浆换成豆腐脑，这样蛋白质的含量就基本够了。

青粥＋小菜，缺乏蛋白质　　粥是半流食，容易消化和吸收，老年人比较喜欢。在各类粥中，腊八粥是最好的，几种粮食可以"取长补短"，提高了粥的营养价值。但是，这份早餐中没有蛋白质类食物，建议加一杯牛奶。

面包＋牛奶，比较健康　　这是大多数上班族的选择，基本构成都有了。其中面包建议选择全麦面包，以便摄入更多的纤维，既可以降低血脂，又能通便。如果坚持不到一个上午就饿了，还可以在面包中加入生菜叶、火腿、奶酪、黄油或者在牛奶中加一点糖。

三明治＋汉堡，油脂超标　　这两种食品都是由肉、蔬菜和面包构成的，营养上够了，但最大的问题是油脂较高。肉类，尤其是经过油炸的肉，热量较高，所以这类早餐一星期最好不要超过三次。

蔬菜＋水果，能量不足　　这类早餐主要包括鲜果、鲜榨汁、保鲜果汁，以及蔬菜沙拉等。这类食物既可以提供维生素，又可以提供一定的膳食纤维。但是，不论怎样搭配，这样的早餐都不够合理，因为当中缺乏足够能量和蛋白质，不能满足身体"运转"的需求，长时间下来会损害健康，所以不提倡食用。

两种红酒不宜喝

第一种是久存的红酒不宜喝。也许你会问，酒不是越陈越好吗？错了，大多数红酒正好相反！要解释这个问题，首先请你观察一下，红酒的瓶塞不像白酒用密封的铁、胶盖，而是用稍透空气的软木塞做的。为什么？因为红酒（主要指红葡萄酒）是一种"活性"的酒类饮料。它们在装瓶后，酒中的原料微粒以及酵母还会继续发酵、变化，才使酒慢慢地逐渐地成熟，故瓶中的环境不宜完全密封。然而，瓶内的空气太多也不行，它会令红酒发酵加快、过快老化，继而变质。所以你可以看到红酒一般是平着摆放保存的，这样可使软木塞接触到酒液而不会干燥、收缩，令大量空气进入。由此可见，久存的红酒本身易老化变质，且红酒是低度酒，久存会导致微生物繁殖，喝入人体内不利于健康。买之前，一定要看清红酒的出厂日期。如果时间太久，一般四年以上的红酒就不要喝它了。

第二种是太甜的红酒不宜喝。根据国际葡萄酒管理局的规定，葡萄酒只能由百分之百的新鲜葡萄或葡萄汁经生物发酵制成。

而现在市场上卖的红酒，往往掺杂着一些所谓的"半汁葡萄酒"。这种红酒不是自然发酵制成的，而是采用多种原料调配、勾兑而成的，其中不乏糖分和添加剂成分。所以说，红葡萄酒太甜了，你也不要买它。

饮酒小知识

蔬菜佐酒　下酒的佳肴应以蔬菜为主，肉食为辅，兼配有高蛋白的菜。

黄酒、白酒最好烫热了再饮　酒温热到50℃左右即可。切忌直火加温。

饮洋酒可掺入饮料或水　饮外国产的蒸馏酒，如威士忌、金酒、兰姆酒等，可适当掺入饮料或加水再饮。饮用白兰地，一般不应该加水、加冰或加其他饮料，否则，会失去应有的香和味。白兰地酒一般可在饭后饮一点，或在消闲时与朋友同饮。

新鲜蘑菇最有营养价值

蘑菇制品营养价值不同　在几种不同的食用菌产品中，北京市食用菌协会会长王贺祥认为，新鲜产品营养价值是最高的，干片的味道差一些，而腌制和罐头产品在营养和风味上都相对逊色。不过，我们常吃的香菇的香味是在 65℃下烘焙出来的，因此干片是最好的选择。同样的还有银耳。

鲜货：新鲜食用菌的含水量可达 90%，因此保存期不长。在正常温度下，最多也就保存一周。

干片：晒干的食用菌含水量在 12% 以下，水分少了，微生物滋生的可能性就降低了，保存期因此延长。

腌制：制作腌制食用菌的原料是外观相对差一些的产品。用大量盐腌制会导致细胞液外流，风味和营养都有所损失。

罐头：这类产品主要是加热灭菌，防止微生物滋生，可长期保存。在营养和风味上，罐头也存在一定缺陷。

买蘑菇别图白　至于辨别方法，王会长表示，对于新鲜食用菌，主要看外观、闻气味：最好购买表面没有腐烂，形状比较完整，没有水渍、不发黏，同时没有发酸发臭的食用菌。对于干片、腌制和罐头类产品，自己难以辨别，最好选择信得过的大厂家，并注意别买特别白的产品。

十二种春节健康零食

1.葵花子　葵花子含有蛋白质、脂肪、多种维生素和矿物质，其中亚油酸的含量尤为丰富。亚油酸有助于保持皮肤细嫩，防止皮肤干燥和生成色斑。

2.花生　花生中富含的维生素 B_2，正是我国居民平日膳食中较为缺乏的维生素之一。

3.核桃　核桃中含有丰富的生长素,能使指甲坚固不易开裂,同时核桃中富含植物蛋白,能促进指甲生长。

4.大枣　枣中维生素C含量十分丰富,被营养学家称作"活维生素C丸"。

5.奶酪　营养学家通过研究表明,一个成年人每天吃150克奶酪,有助于达到人老牙不老的目标。

6.无花果　无花果中含有一种类似阿司匹林的化学物质。可稀释血液,增加血液的流动,从而使大脑供血量充分。

7.南瓜子和开心果　南瓜子和开心果富含不饱和脂肪酸、胡萝卜素、过氧化物以及酶等物质,适当食用能保证大脑血流量,令人精神抖擞、容光焕发。

8.奶糖　含糖、钙,适当进食能补充大脑能量,令人神爽,皮肤润泽。

9.巧克力　有使人心情愉悦及美容作用。

10.柑橘　柑橘、橙子、苹果等水果,富含维生素C,能减慢或阻断黑色素的合成,增白皮肤。

11.牛肉干　牛肉干富含蛋白质、铁、锌等。

12.乳饮料　乳饮料含有三分之一的牛奶,有时还强化维生素和微量元素,是富有营养的饮料之一。

含锌的食物表

锌是人体必需的微量元素，它与蛋白质和核酸的代谢密切相关，是人体许多重要酶的组成成分。此外锌参与维持血浆中维生素 A 的正常含量，有保护视力的作用。缺锌会影响胸腺和 T 淋巴细胞的功能，使免疫功能明显降低，削弱抗病能力，易致感染。常见食物中的锌含量为（单位为毫克 /100 克）：

食　物	含锌量
牡　蛎	148.6
海蛎肉	47.05
蝎　子	26.71
蛏　干	13.63
鲜扇贝	11.69
干鱿鱼	11.24
乌　梅	7.65
香　肠	7.61
牛肉干	7.26
酱牛肉	7.12
奶　酪	6.97
鸭　肝	6.91

学会正确吃肉

兔肉 兔肉与一般畜肉的成分有所不同，其特点是：含蛋白质较多，每 100 克兔肉中含蛋白质 21.5 克；含脂肪少，每 100 克仅含脂肪 0.4 克；含有丰富的卵磷脂；含胆固醇较少，每 100 克含胆固醇只有 83 毫克。由于兔肉含蛋白质较多，营养价值较高，含脂肪较少，是胖人比较理想的肉食。

牛肉 牛肉的营养价值仅次于兔肉，也是适合于胖人食用的肉类。每 100 克牛肉含蛋白质 20 克以上，牛肉蛋白质所含的必需氨基酸较多，而且含脂肪和胆固醇较低，因此，特别适合胖人和高血压、血管硬化、冠心病和糖尿病病人适量食用。

鱼肉 一般畜肉的脂肪多为饱和脂肪酸，而鱼的脂肪却含有多种不饱和脂肪酸，具有很好的降胆固醇作用。所以，胖人吃鱼肉较好，既能避免肥胖，又能防止动脉硬化和冠心病的发生。

鸡肉 每 100 克鸡肉含蛋白质高达 23.3 克，脂肪含量只有 1.2 克，比各种畜肉低得多。所以，适当吃些鸡肉，不但有益于人体健康，也不会引起肥胖。

瘦猪肉 瘦猪肉含蛋白质较高，每 100 克可高达 29 克，每 100 克脂肪含量为 6 克，但经煮炖后，脂肪含量还会降低，因此，也较适合胖人食用。

年底大餐小心吃

茶水　喝白开水最好，从营养吸收的角度考虑，最好不要喝高浓度的茶叶水。因为茶叶中化学成分会和蛋白质结合在一起形成鞣酸蛋白，也会和体内的钙发生反应，形成鞣酸钙。这些物质不被人体吸收，不参与血液循环，即意味着喝茶会影响人体蛋白质、钙的正常吸收。

医生认为喝白开水是最简单安全的饮料，如果一定要选择喝茶，医生建议喝菊花。菊花茶可以刺激食欲、祛火解毒，又不会影响营养成分的摄入。

饮料及酒　红酒喝100毫升刚好，在营养医生看来，白酒不能提供任何营养元素，只是产生空热，会降低人摄入主食的欲望。饮酒后，体内的溶质负荷增加，令肝肾的代谢量增大，会让人觉得疲劳，所以喝白酒一顿不要超过50毫升。席间劝酒时，常会听说"喝红酒美容，有益健康"，这是因为红酒中含有一种逆转醇，对血液有氧化作用，简单地说"可以帮助血管做操"，但是酒中必然含有乙醇，对肝脏功能有伤害，因此建议每次饮红酒不宜超过100毫升。

女士青睐的粟米汁、酸奶，尤其后者含有的丰富益生菌，能调节肠胃功能。

卤水拼盘　医生提醒，要注意卤水拼盘的加工方法、卫生状况、存放时间，小心吃坏肚子。其次要控制食用量，卤水拼盘中多动物内脏，胆固醇、脂肪含量较高，往往各吃几筷子，就基本能满足当日的需求量了。

白切鸡　少吃鸡皮　鸡肉富含蛋白质和脂肪，由于没有做过多的加工处理，所以鸡皮中的大量脂肪没有得到释放，是脂肪含量最高的部位，需要减肥的人建议最好别吃鸡皮。

蔬菜　一日分吃 500 克　一人每天最好能吃一斤蔬菜，但是不可以集中在一顿吃完，否则会阻碍人体正常地吸收营养。

水果　餐前果更科学　建议耐受力不强的人，饭后不要吃水果，或者在饭前吃，让肠胃有充足的空间消化吸收。

特别提醒：主食是碳水化合物的重要来源，不可或缺，最好保证每顿能进食 100 克米饭。

精细粮如何搭配才合理

老人每周二两粗粮就足够需要

儿童　由于消化吸收能力较差，食用过多的粗杂粮会引起消化不良。而且粗杂粮会影响钙、铁、锌等矿物质的消化吸收，对儿童的生长发育不利。为此，营养学家建议，3 岁以下的幼儿要少吃粗杂粮，如果一定想在孩子的饮食中添加少许粗粮，也应该粗粮精做，如将红豆煮熟后磨成红豆沙，或用加工得很细的玉米面熬粥。但每周给孩子吃杂粮不要超过 2 次，每次也不要超过

50 克。给孩子吃杂粮最好的方法是粗细粮混合，如大米和小米混合熬制的二米粥。

青年人　青年人正处于生长发育的旺盛期，长期过多进食富含高纤维的粗粮会影响人体对蛋白质、无机盐和某些微量元素的吸收，甚至影响到生殖能力。建议每周吃粗杂粮 3 次，每次 100 克。

中年人　最好每周吃粗杂粮 2 ~ 3 次，每次 50 ~ 100 克，以有利于 B 族维生素的补充和增加膳食纤维的摄入量。

老年人　老年人机体代谢率降低，消化系统的调节适应能力也下降。长期进食过多的高纤维食物，会使老年人的蛋白质补充受阻，脂肪摄入量大减，微量元素缺乏，以致心脏、骨骼等脏器功能和造血系统功能受到影响，发生贫血，降低人体免疫力。因此，建议老年人适当食用粗杂粮，每周 1 ~ 2 次，每次约 50 克，以预防便秘和补充维生素 B 摄入不足。

目前，联合国粮食与农业组织发布的《纤维食品指导大纲》建议，普通人每天的常规饮食中应含有 30 ~ 50 克纤维。通常来讲，以下食物每 100 克中，麸皮含 18 克膳食纤维，黄豆含 11.9 克，荞麦含 6.5 克，玉米面含 2.1 克，小米含 1.3 克。普通人一天的饮食中应以 6 份粗粮、4 份细粮混合搭配最合理。

饮食营养五大误区

水果比蔬菜有营养 事实上，大多数水果的营养价值不如日常的蔬菜。水果和蔬菜最重要的营养作用是为身体提供维生素C、胡萝卜素、矿物质和膳食纤维。若论胡萝卜素，水果中的含量远远赶不上菠菜、油菜、莴笋叶、香菜等深绿色叶菜，以及胡萝卜、南瓜等红黄色蔬菜。若论维生素C，在苹果、梨、桃、香蕉等水果中的含量仅是每百克零点几毫克至几毫克，以维生素C含量高而著称的柑橘类水果其含量是每百克30~40毫克；而辣椒、青椒、菜花、苦瓜等蔬菜中的维生素C含量可达近百毫克。在矿物质和膳食纤维的含量方面，蔬菜也比水果有优势。

多吃植物油利于长寿 动物脂肪摄入量高的人，心血管疾病发病率较高，植物油摄入量高的人，心血管疾病发病率低一些，但奇怪的是，两类人的寿命并没有较大差别。其原因是植物油摄入高的人癌症发病率比较高。这可能与植物油容易氧化，易造成细胞膜损伤，从而导致癌症发生有关。此外，植物油与动物脂肪的热量相同，都容易引起肥胖。若要长寿，植物油与动物脂肪的摄入量都要控制。如果多吃植物油，最好能够补充维生素E等抗氧化物质。

瘦肉不含大量脂肪 不同肉类中的脂肪含量差别相当大，即使是同一种动物的肉，由于其年龄、部位、营养状况的差别，肌肉中的脂肪含量也不同。一般来说，瘦猪肉中的脂肪含量是各种畜禽肉中最高的，达25%~30%，而兔肉最低，仅为0.5%~2%。鸡肉（不带皮）的脂肪含量也比较低。牛肉的脂肪含量一般在10%以下。

没有咸味的食品不含钠　盐的成分是氯化钠，然而除此之外，钠还有各种化合形式。因血液中含有大量的钠离子，所以动物性食品毫无例外都含较多的钠。此外，加工食品中也含有大量的钠。因此，即使吃没有咸味的食品，照样可以获得不少钠。

纯天然食品对人体无害　食品化学分析发现，许多纯天然食品中含有害物质。例如，生豆角中有溶血物质；发芽土豆中有毒素；某些鱼类中含有组胺等可导致中毒的物质等。如果对这些食品处理不当就会发生危险。因此，"纯天然"并不是"安全"、"营养"的代名词。

食物中的胆固醇

高胆固醇食物：动物的脑（如猪脑、牛脑、羊脑），禽蛋黄（如鸭蛋黄、鸡蛋黄、鹌鹑蛋黄、松花蛋黄），动物内脏（如猪肝、猪肾、猪肺、鸡肝、鸭肝），以及虾皮、蟹黄、鱼子、鱿鱼、贝类、黄油、凤尾鱼。

中胆固醇食物：猪心、猪舌、猪肥肉、猪肚、猪大肠、猪肉松、腊肠、肥牛肉、猪排骨、鸡肉、猪五花肉、鸭肉、红肠、花鲢、青鱼、河蟹、冰激凌。

低胆固醇食物：瘦肉、兔肉、黄鱼、去皮鸡肉、鲤鱼、鳝丝、方火腿、海蜇皮、牛奶、海参。

豆类、蔬菜、水果、菌类等食物中所含胆固醇很低。

哪些食物适合经常吃

食物被消化后，会残留渣滓，可能会影响到人体的酸碱度，从而影响健康，因此正确的饮食方式，才能越吃越健康。

适合经常食用的食物

全谷类：至少每餐 50% 的分量应该是煮熟、有机种植的全谷类食物，全谷类食物包括糙米、薏仁、小米、燕麦、玉米、裸麦、小麦、荞麦等，煮熟的谷类较容易消化，要比面粉类来得理想。

汤类：每日饮食中，汤类的分量应占 5% 左右，大约 1~2 小碗，汤的材料有蔬菜、海藻、豆类、谷类、面条、豆腐、白肉鱼类等都很适宜。有益健康的汤类还包括豆类蔬菜汤、南瓜蔬菜汤、谷类蔬菜汤等。

蔬菜：蔬菜应占 25%~30%，大自然所提供的新鲜蔬菜种类相当多，可以和谷类、豆类一起烹煮，也可以煮汤。每天准备 2~5 道蔬菜，以确保种类足够。

豆类：豆类及其制品，如豆腐等，占每日饮食分量的 5%~10%，烹饪豆类及其制品时，可以加入少量的调料味，最适合常吃的是红豆、扁豆。

适合偶尔食用的食物

白肉鱼类：每周 1 ~ 3 天摄取 5% ~ 10% 的新鲜白肉鱼类，过量地食用脂肪、蛋白质易影响身体健康。

水果：水果以每周食用 2~4 回为宜，身体不适的人，必须将单糖类的摄取量降到最低。

种子、坚果类：稍微烤过的种子，如南瓜子、芝麻、葵花子、花生等，可以作零食或者搭配烹调偶尔食用；但大多数的坚果的脂肪量都很高，对于身体不适的人最好少量或者避免食用。

平常蔬菜非凡吃

菜心和菜帮分着吃　像小油菜、莜麦菜、生菜、菠菜、圆白菜、小白菜、大白菜等，在择菜时把它们的菜心和菜帮分开，这些菜的菜心水灵灵的看着就想吃，根本不用再加工，洗干净放在青瓷盘里，既可以当菜吃也可以当零食吃。菜帮、菜叶可以用水焯一下拌着吃、炒着吃，还可以做煲汤时的配菜，青绿绿的秀色可餐。大白菜的帮可以腌着吃，放点花椒油、辣椒油或糖醋拌一下。白菜是属于粗纤维型蔬菜，可使食物酸碱平衡。

菜梗和菜叶分着吃　芹菜、蒿子秆、莴苣、蕨菜等，在择菜

214

时把它们的菜梗和菜叶分着择，分着洗。莴苣削好、芹菜的嫩茎单挑出来洗净可生吃。其他的梗可以生拌、熟拌、做沙拉、素炒，清香适口，营养丰富。择下的菜叶可以用来做米饭的凉拌菜、饺子馅儿的辅料。特别是莴苣叶宽大肉厚和南豆腐一起再放点虾仁煲汤，一青二白中飘着点点微红，既饱口福又饱眼福。

花色萝卜花着吃　"象牙白"萝卜，通身洁白口味微甜，切成条块配上火腿做沙拉、和羊肉焖煨在一起、切成细丝焯一下配上香菜木耳拌着吃，营养均衡不油腻。心里美萝卜选购时要挑重的水分足，洗净去皮，切成小条当水果吃，萝卜皮用盐杀一下去除萝卜味，上午腌上下午吃，是去油腻的好菜。胡萝卜最好焯完后用凉水拔拔萝卜味，然后配羊肉大葱来做馅儿，蒸菜团子、包薄皮大馅儿的饺子。胡萝卜、香菜、粉条是炸丸子的绝配，红、绿、白相间好吃不贵，富含胡萝卜素、维生素A，是玩电脑一族最好的补品。

米饭的四种营养吃法

扬州炒饭，少用油盐　扬州炒饭准确的叫法应该是"什锦蛋炒饭"。根据2002年颁布的标准，它的主料包括米饭、河虾仁、柴鸡蛋；配料则有鸡腿肉、鲜笋丁、海参丁、花菇丁、冬菇丁、金华火腿丁，以及水发后的干贝、青豆。从做法上来说，扬州炒饭应该注意"减油、减盐"。吃扬州炒饭，最好能配上一碗青菜豆腐汤，米饭、素菜，再加上少许荤菜，才是最健康的吃法。

菠萝饭，用紫糯米最佳　菠萝饭与普通米饭大有区别，其独有亚热带水果菠萝的鲜、香、酸、甜，富含多种维生素，有极高的营养价值。菠萝饭以菠萝和糯米为主料。其中，菠萝应该既不太熟，也不太生，外观以2/3黄，1/3绿为最佳；糯米则以上等紫糯米为最佳。制作时，先将糯米上笼蒸成糯米饭备用，再将菠萝顺钉部切开做盖，挖出菠萝肉备用，留下约0.5厘米厚的外壳，上笼蒸15分钟左右。然后将挖出的菠萝肉切碎（越碎越好），与蒸熟的糯米饭搅拌，撒少许白糖，拌匀后放进菠萝内，盖上盖，再上笼蒸15分钟左右即可。

海鲜饭，色彩艳口味香　海鲜饭要用到的配料极为丰富，有虾、牡蛎、鱿鱼、青椒、红椒，以及其他贝类海鲜等。此外，橄榄油、藏红花也是绝对不可缺的。制作时，先用橄榄油把鱼类、贝类、蔬菜类炒过，然后放入藏红花、盐等调色、调味品，和米一起煮熟。

石锅拌饭，营养最全面　石锅拌饭的配料很多，从荤到素，从凉到热样样不缺，包括鸡蛋、凉拌的嫩豆芽和青菜、炒好的蕨菜、胡萝卜丝，以及炒好的肉末等。在制作中，最需要注意的是，鸡蛋煎一面，另一面则要保持蛋黄完整；蒸好的米饭在入锅前，应该在石锅底部及边缘涂抹一层香油，以保证米饭不粘锅，同时添加油香味道。

特色做法让米饭营养大增。特色米饭是否健康，关键在于用油多少。如果用油少，则可以避免因热量超标导致的高血脂等"富贵病"，所以不论是炒是焖，掌握好用油量都是很重要的。现在正值感冒高峰期，吃些糯米做的菠萝饭是不错的选择，糯米属于温补食品，对于风寒感冒有着相当不错的预防作用。

五种水果皮的"正能量"

水果的营养不但保存在果肉里，还保存于水果皮中，下面解读五种水果皮的"正能量"。

香蕉皮　香蕉皮中含有多糖、蛋白质、维生素C等营养成分，并且含有抑制细菌和真菌滋生的蕉皮素。可将香蕉皮加适量红糖水煮调味喝，也可取香蕉皮两个，冰糖30克，隔水炖服。

柚子皮　为避免味道苦涩，吃柚子皮时可以先削去青黄的那一层表皮，再将柔软的白色部分切成薄片，加水煮沸后放入冷水中挤压清洗几次。这样加工过的柚子皮可以和肉类一起做菜，化解油腻，也可以和蜂蜜一起煮成香浓的蜂蜜柚子茶。

橘子皮　橘子皮中含有丰富的有机酸、维生素C以及精油成分，经过热水的浸泡，这些物质就能溶解出来。将鲜橘皮适量加水、白糖等服用。晒制后的陈皮可以泡茶或入馔。

苹果皮　苹果皮中含有丰富的膳食纤维，可以促进肠胃蠕动。苹果皮的外面往往裹着一层果蜡，食用前需先用热水冲烫或是用盐粒搓洗，再拿来煎汤或是泡茶饮用。

梨子皮　梨子皮非常适合在干燥的秋季食用。平常吃梨子时只需注意清洗干净，连皮一起吃下即可。如果不嫌麻烦，也可以将梨子皮与川贝、冰糖一起炖煮。

你的益生菌在哪里

众所周知，益生菌是个好东西，对人身体健康有着至关重要的作用，人们往往通过喝牛奶、酸奶进行补充。其实除了牛奶等以外，像奶酪、豆豉、味噌、泡菜等食物，都含有益生菌。

1. 奶酪　奶酪是将牛奶制作成酥酪后，发酵数天、数周甚至数年而形成的，这一过程中造就了益生菌。一些标明含有"活性物质"的白软干酪均含有益生菌。奶酪中含有的益生菌可以在肠道中存活下来。

2. 酪乳　这种带有浓烈味道的食物并非由黄油制作而成，它是由乳酸菌发酵，并培养出了益生菌。需要提醒的是，烹调酪乳时会杀死其中的益生菌。因此，建议直接饮用，或者在冷汤、自制沙拉酱中加入调味。

3. 红酒　红酒含有可以让人体内益生菌得到营养的益生元。研究发现，每天两杯红酒，四周后肠道菌群中有益菌的数量会明显增加。这可能是红酒中的多酚类等强大的抗氧化剂以及酒精所致。

4. 豆豉　豆豉是用豆酱制作的一种含益生菌的豆制品，比豆腐更具肉的味道，更含有两倍于豆腐的蛋白质。建议在食品店的冷藏区购买优质的品牌，选择有机大豆制品或者带有非转基因标识的。

5. 康普茶 天然食品店或者食品连锁店中都有出售瓶装或者听装的康普茶，它带有浆果、姜和杞果的味道。由于是加糖通过细菌和酵母菌发酵而成，除含有益生菌外，它还有天然的汽水味道。

6. 开心果 开心果是零食首选，每天吃 50~100 克开心果，会增加肠道有益菌群的水平。需要提醒的是，和红酒一样，坚果本身并不含有益生菌，只是含有益生元。

7. 味噌 味噌是大豆经过搁置，发酵后制作而成的，制作过程中会产生益生菌。在大型超市或者特色食品店，都可以买到它。吃的时候，可以在色拉酱、卤肉汁中加入一茶匙来替代食盐，也可在吃寿司时一同品尝味噌汤。

8. 泡菜 这些经过发酵、有些微辣的泡菜，在人们日常生活中出现的频率越来越高。通过发酵，可生成益生菌。泡菜除了对肠道健康有益，还富含维生素，可以预防传染病的发生。

少吃又白又胖的凤爪

制作泡椒凤爪，先要经过煮制，但会残留些血渍、污渍等，且鸡爪本身呈微黄色，不好看。于是，一些不法商贩就用双氧水（有杀菌和漂白作用）浸泡，能杀菌延长保质期，还可让鸡爪变得又白又大（有的甚至加入甲醛浸泡，让鸡爪吃起来更酥脆）。

如何辨别被双氧水处理过的凤爪呢？一看外观，正常凤爪颜色自然，呈微黄色，颜色太白可能被双氧水泡过；二看骨关节，一般煮熟后是深褐色，肉质纹理也有颜色，如果是纯白色很可能有问题；三看韧度，正常鸡爪煮熟后有一定韧性，不会轻易撕下来；四看口感，正常的吃起来有韧劲，而甲醛处理过的口感很脆。

如果想吃泡椒凤爪，建议大家自己做，安全卫生。把鸡爪洗净剁成两块，凉水下锅，加入适量姜、葱及白醋50克、白酒20克，用小火烧开5分钟后关火，浸泡20分钟捞出，用凉水冲洗。将800毫升纯净水、一袋野山椒及辣汁水倒入保鲜盒，依次放入白酒10克、白醋15克、盐和味精适量，搅拌均匀，放入鸡爪、芹菜条、胡萝卜条，搅拌后密封，放入冰箱冷藏两天就可以了。

健康吃冷饮

尽量少吃果冻雪糕

现在有所谓的"果冻雪糕"，放在碗中不会融化，会变成一摊胶状物，这种情况可能添加了大量增稠剂及胶类物质，如果使用量在国家允许范围之内还好，如果超量使用，对健康不利。

变形的冷饮不要吃

因为制作冰激凌时使用了较多的乳制品及糖，给大肠杆菌等致病菌形成了适宜的生存环境。特别是一些敞开式售卖的冰激凌，更易被细菌污染。因此，形状不正常的冷饮不要吃，很可能反复融冻过。

自制两款健康冷饮

绿豆雪糕：将绿豆煮开花后用搅拌机打成泥，加入牛奶、冰糖，小火煮开煮浓，放凉后放入冰糕模具中冷冻即可。

杧果冰激凌：将杧果切块，放到无糖低脂酸奶里搅匀，中间插一吸管，−20℃下冷冻一段时间就能吃了。

哪些食物容易含镉

各地频频曝出的"镉大米"事件，让中国人对食物中的镉产生了担忧。应该怎样减轻食物中的镉对人体的危害？除了大米，还有哪些食物可能富含镉呢？

一、哪些食物容易含镉？

答：镉是自然界中的一种元素，一般食物中均能检出镉，含量在0.004 ~ 5毫克 / 千克。镉含量较高的食物包括：1. 水产品。鱼和贝类可以从周围的水体中富集镉，其体内的浓度比水高出几千倍。2. 动物肾脏。肾脏是镉的主要蓄积部位，含量高于肌肉部分。3. 大米等植物。如果大米的生长环境被镉污染，大米就可能富集镉，造成镉含量超标。

二、是不是所有水产品都易含镉？比如贝壳、鱼类、荸荠、莲藕等？

答：不能一概而论。螃蟹、牡蛎、海螺等水产动物性食品容易含高水平的镉，尤其是贝壳类。但荸荠、莲藕等植物性食物含镉量不一定高。因为镉一般富集在植物生长最旺盛的部位，同一类植物的不同品种，同一植物的不同部位，镉富集程度都会有很大差异。

三、如何能除掉镉，比如冲洗等？

答：都不能。因为农作物通过根系吸收镉，并在体内富集，通过冲洗、加工工艺、烹调等均不能除掉镉。

四、怎么吃米能够减少镉的危害？

答：首先，我们应该知道，人每天从食物中摄入的镉只有1%～5%被胃肠道吸收，所以食用镉污染大米仅仅是机体摄入镉的一种可能，要大量长期食用才会导致慢性中毒。需要注意的是：1.不要长时间食用同一品牌和同一产地的大米，经常变换大米的品种和产地，尽量选择出自生态环境好的地区的大米。2.合理营养，均衡膳食，食物多样，尤其是主食要多样化，减少对大米的依赖。3.保证摄入充足的锌、钙、铁、维生素D、维生素C等营养素，能减少人体对镉的吸收。4.戒烟，少吸二手烟，因为烟草也富集镉，呼吸道吸收镉的效率是消化道的6倍。

五、怎样减少食物链中重金属对人体的伤害?

答：减少食物链中重金属对人体的伤害，最根本的解决途径还是工业污染的治理与环境的保护。消费者需要明白的是，保护环境就是保障食品安全，从自己做起，从点滴做起（如不随意丢弃含镉电池），爱护身边的环境。

引起尿酸变化的食物

严重升高　动物内脏（肝、肾、心等）、鲭鱼、凤尾鱼、沙丁鱼、鱼子、小虾、淡菜、鹅肉等。

升高　鲤鱼、鳕鱼、比目鱼、鲈鱼、梭鱼、鳗鱼、鳝鱼及贝壳类；熏火腿、猪肉、牛肉、兔肉等。

不易升高　青鱼、鲱鱼、蟹；羊肉、鸡肉；四季豆、豌豆及各种干豆类、豆腐。

不升高　大米、小麦、小米、荞麦、玉米面；白菜、卷心菜、胡萝卜、芹菜、黄瓜、茄子、紫甘蓝、西蓝花、番茄、芋头、土豆；各种水果；鲜奶、奶酪、酸奶；各种坚果、果酱等。

自制酸奶来治病

由于酸奶所含的益生菌有很多种，而不同的益生菌有不同的作用，根据自己的身体状况选择适合的菌种自制酸奶，可起到特殊的防病治病功效。

高血压　基础菌＋婴儿双歧杆菌＋山楂　将 1 克菌种与 1000 毫升牛奶制成酸奶，加入 25 克山楂 (将山楂洗净去核拍碎，一层山楂一层白糖放入玻璃瓶内，放冰箱冷藏 3 天以上)，分两天食用完，坚持 1 个月。

高血脂　基础菌＋干酪乳杆菌＋菊粉＋燕麦　将菌种 1 克、菊粉 5 克、牛奶 1000 毫升，放入酸奶机中制成酸奶。即食纯燕麦 50 克，用开水冲泡，与酸奶 250 毫升同时食用，每日 1 次，坚持 1 个月。

糖尿病　基础菌＋嗜酸乳杆菌＋苦瓜粉　将菌种 1 克、牛奶 1000 毫升制成酸奶。每天取酸奶 250 毫升，加入苦瓜粉 5 克拌匀食用。注意喝酸奶时不要同时服二甲双胍降糖药 (需间隔 1 小时以上)， 以免影响药效。

慢性腹泻　基础菌＋双歧杆菌＋白扁豆　将菌种 1 克与牛奶 1000 毫升制成酸奶。白扁豆浸泡 3 小时，加水煮烂，捞出碾成泥。每日用 250 毫升酸奶加白扁豆泥 25 克拌匀食用，一般 7 日可见效。

胃溃疡　基础菌＋植物乳杆菌＋山药　将菌种 1 克与牛奶 1000 毫升制成酸奶。每天取 500 毫升酸奶与蒸熟的山药 50 克一起食用，坚持 1 个半月。

过敏　基础菌＋青春双歧杆菌＋红枣　菌种 1 克与牛奶 1000 毫升制成酸奶。每日食用 500 毫升酸奶加 5 个红枣，坚持 1 个月。

老年性阴道炎　基础菌＋鼠李糖乳杆菌　将菌种 1 克与牛奶 1000 毫升制成酸奶，每日睡觉前饮用 250 毫升，坚持饮用 21 天。

七对食物黄金搭档

西红柿＋橄榄油。西红柿中富含的番茄红素有助于预防心脏病、衰老和某些癌症。用精炼橄榄油炒西红柿，其防癌效果更好。

绿茶＋柠檬。绿茶中加入富含维生素 C 的柠檬汁可显著提高人体对儿茶酚的吸收效率。喝绿茶的时候可挤点柠檬汁或者加两片柠檬片。

鸡蛋＋牛奶。鸡蛋（特别是蛋黄）含有维生素 D，与富含钙质的牛奶一起食用，味道更好，也更有利于营养素吸收。所以，鸡蛋加牛奶是最好的营养早餐。

大蒜＋鱼肉。鱼肉与大蒜搭配可全面降低总胆固醇和坏胆固醇（LDL）水平。因此，烹调鱼时加入大蒜更健康。

巧克力＋苹果。黑巧克力含有丰富的抗氧化剂黄酮醇，苹果中也含有大量的抗炎抗氧化剂栎精，栎精可促进血液循环，降低心脏病危险。将苹果切成片，蘸上融化的黑巧克力食用，既好吃又营养。

燕麦＋猕猴桃。吃燕麦片时加入富含维生素 C 的蓝莓或猕猴桃，或吃菠菜时挤点柠檬汁等都有助于更有效地补铁。

咖喱＋胡椒。咖喱与黑胡椒搭档后，人体对咖喱中的活性物质姜黄素的吸收效率提高 1000 倍。起关键作用的是黑胡椒中的辛辣物质胡椒碱。因此，在烹调的时候两种调料同时使用，抗炎抗癌效果更佳。

用好调味品也能降血糖

青花椒分泌降糖激素　青花椒也叫藤椒，其独特的口感能促使腮腺产生唾液，刺激降糖激素的分泌，起到降低血糖的作用。另外，青花椒含有的香柑内酯还可降压、降脂，适合糖尿病伴有高血脂者。青花椒不宜高温久煮，可将青花椒碾碎，放入凉菜中食用。

生甘草延缓葡萄糖吸收　生甘草（6 克）切小片煎水后，取汁煮米饭食用。注意甘草不能与利尿降压药合用。

肉桂避免血糖波动　每次在食物中加入 1 克肉桂粉，食用 2~6 周后可降低 Ⅱ 型糖尿病患者空腹血糖。肉桂辛热，口干喉痛、手足心热及心烦失眠者不宜。

姜黄防糖尿病肾病　在姜黄中加入白胡椒（1 : 1的比例），可使姜黄素的吸收率增加1000倍。用姜黄粉、白胡椒粉各3克，加入红烧鸡块中食用，每周2～3次，连续5周。

醋降低升糖指数　如没有胃酸分泌过多和胃肠溃疡等问题，每顿在汤或凉菜中放入30毫升醋，或在粥、馒头、面包等升糖指数较高的食品中，加入30毫升的醋，对控制餐后血糖升高效果明显。

陈皮防糖代谢紊乱　将陈皮放入清水中浸泡3小时，然后晾干、切丝，做菜时放3～5克即可。每周1~2次。陈皮以色红日久者为最佳。

当归增强胰岛素敏感性　将10~15克当归切小块，与牛筋或其他肉类一起炖食，最好连当归一起食用，每周1~2次。

根据数值选食物

以下是一些常见的蔬菜、水果和粮食中非水溶性膳食纤维的含量（单位：g/100g），无力型便秘和痉挛型便秘患者可根据数值的高低，适当选择食物：

1.杂粮类、豆类：麸皮31.3、玉米面5.6、荞麦6.5、燕麦片4.6、蚕豆1.7、黑豆10.2、绿豆6.4、黄豆15.5、赤小豆7.7、红豆馅儿7.9、芸豆（白）9.8。

2.蔬菜类：干黑笋27.2、口蘑17.2、芥菜2.8、金针菇2.7、蒜薹 2.5、绿苋菜 2.2、豆角 2.1、豆苗 1.9、西蓝花 1.6、上海青 1.6、四季豆 1.5、苦瓜 1.4、韭菜 1.4、芹菜 1.2、莲藕 1.2、菜花 1.2、白萝卜 1.0、大白菜 0.8、南瓜 0.8、土豆 0.8、红萝卜 0.8、冬瓜 0.7、莴笋 0.6、黄瓜 0.5、海带 0.5、蘑菇 0.5。

3.水果类：番石榴 5.9、印度青苹果 4.9、红富士苹果（较爽脆）2.1、红元帅苹果（较粉）0.6~0.8、雪梨 3.0、香梨 2.7、鸭梨 1.1、桃子 1.3、香蕉 1.2、木瓜 0.8、橙子 0.6、柚子 0.4、葡萄 0.4。

4.坚果类：杏仁 18.5、芝麻 14、花生 5.5、南瓜子 4.9、核桃 4.3、莲子 4.1、腰果 3.6、葵瓜子 3.0、熟板栗 1.2、茨实 0.5。

煲肉汤加块山药

山药富含多种营养物质，冬季煲汤滋补时，山药是最能"锦上添花"的食材，能使肉汤营养加倍。比如山药胡萝卜牛肉汤，从口味上来说，山药的柔润和牛肉的鲜美相得益彰，还能让汤汁乳白、鲜味柔和。山药口感绵软香甜，胡萝卜吃起来有一丝丝的甘甜，牛肉嫩滑爽口，三者熬成汤，汤色浓稠诱人，香味扑鼻。

鲈鱼清蒸最有营养

鲈鱼清蒸最能保全营养元素。为了保证鲈鱼的肉质洁白，宰杀时应把鲈鱼的鳃夹骨斩断，倒吊放血，待血污流尽后，放在砧板上，从鱼尾部跟着脊骨逆刀而上，剖断胸骨，将鲈鱼分成软、硬两边，取出内脏，洗净血污即可。

乌塌菜是维生素菜

乌塌菜属于白菜的变种，整棵菜总体形状扁塌。乌塌菜营养丰富，富含矿物质、维生素以及膳食纤维等，因此又被称为维生素菜。冬天吃点乌塌菜很好，做汤、清炒或者炝拌，味道都不错。

白菜长黑点不影响食用

大白菜菜梗上常常会长一些芝麻大小的黑点。白菜长黑点是因为缺钙。可能是因为干旱、低温等环境造成的，但不影响食用。不过，黑点和黑斑可不是一个概念。黑斑往往是放置时间过长、霉变而产生的，长了黑斑的白菜，就不能食用了。

节后吃些刮油食物

饮食油大，这不仅仅是烹调方式和饮食习惯的小问题，肥胖、青春痘、癌症，都与"油大"脱不了干系。以下推荐的美食，有助刮油。

1. 燕麦：具备降胆固醇和降血脂的作用，这是由于燕麦中含有丰富的膳食纤维，这种可溶性的燕麦纤维，在其他谷物中找不到。

2. 洋葱：含有环蒜氨酸和硫氨酸等化合物，有助于血栓的溶解。西餐中经常用洋葱搭配高脂肪、高热量的食物，以解油腻。

3. 玉米：含丰富的钙、磷、镁、铁、硒等，及维生素 A、B_1、B_2、B_6、E 和胡萝卜素等，还富含膳食纤维。常食玉米油，可降低胆固醇并软化血管。煮玉米，是最简单的做法。

4. 山药：有"神仙之食"的美誉，其黏液蛋白能预防心血管系统的脂肪沉积，保持血管弹性，防止动脉硬化；减少皮下脂肪沉积，避免肥胖。

5. 海藻：素有"海洋蔬菜"的美誉，其低热量、低脂肪的特点令营养学家关注。

6. 银耳：银耳滋而不腻，为滋补良药，其富含膳食纤维，可加强胃肠蠕动，减少脂肪吸收。

7. 芹菜：含有较多膳食纤维，特别含有降血压成分，也有降血脂、降血糖作用。

8. 山楂：山楂中所含的果胶是可溶性膳食纤维，有降低胆固醇、预防动脉粥样硬化的作用。

吃龙虾　当心横纹肌溶解综合征

　　杭州市一医院接收了一个呼吸衰竭的病人小徐，最后确诊得的是横纹肌溶解综合征，经询问他发病之前吃过龙虾。

　　什么是横纹肌溶解综合征　横纹肌溶解综合征是因肌细胞产生毒性物质而导致肾损害的一种疾病，俗称肌肉溶解。吃龙虾可能引起横纹肌溶解综合征有三个原因：一、洗虾粉；二、龙虾的生长环境；三、个人体质对龙虾中的某种物质敏感。

　　"洗虾粉"是一种可以让龙虾的卖相变好的物质，主要成分是草酸、柠檬酸和亚硫酸盐，"洗虾粉"洗过的龙虾又红又亮。人若过多地摄入这些高浓度的酸，会出现腹痛、腹泻、呼吸困难等症状。这些症状小徐都出现过。

　　龙虾喜欢生活在浅滩淤泥这些容易富集重金属污染物的地方。上海的科研人员曾对生活在上海地区的龙虾进行了重金属含量的调查。结果显示，汞、铜、铅、锌、镉等重金属在龙虾体内均有检出，但全部低于国家卫生标准，而且大部分的重金属集中于虾鳃和内脏中，肌肉内含量很低。

　　吃龙虾最好不要吃头　龙虾在买来后，最好放在清水里养24～36小时，使其吐净体内的泥沙等杂质。在加工龙虾时，两鳃里的脏东西要清除，因为鳃毛里面吸附了很多细菌，最好把鳃剪掉，虾壳最好用刷子刷洗干净。在烹饪方式上，建议用蒸的（但这个很难做到，因为现在龙虾最流行的吃法就是香辣）。长时间蒸煮可以有效消除龙虾体内的有毒物质。吃的时候最好弃头，一般来说，虾蟹体内的毒素、寄生虫大都集中在头部。

四肢乏力，不明原因的腹泻、腹痛，以及酱油尿是横纹肌溶解综合征的常见症状。一旦出现上述症状，应及时去正规医院就诊，就诊时最好主动告诉医生自己是否吃过龙虾，以便尽早确诊。

冻豆腐　鲜豆腐　哪个更有营养

鲜豆腐含有丰富的水分，其中的水溶性营养素，比如矿物质、维生素等很容易随着汁液的渗出而有所流失，反而不如冻豆腐好保存营养。而冻豆腐的水分主要以冰碴状态存在，能及时锁住鲜豆腐中的汁液，保留住其中的水溶性营养素。有些人担心化冻时营养素会丢失，其实只要在豆腐没化冻之前下锅与新鲜蔬菜一起加工成清淡的炖菜，就可以防止营养素随汁液渗出。

鲜豆腐含有大量的类黄酮、卵磷脂，这些成分都不会因冷冻而减少。补充类黄酮和卵磷脂等有助于预防老年痴呆症、骨质疏松、乳腺癌和前列腺癌的发生，是更年期妇女的首选食品。目前检测结果显示，相同重量的冻豆腐比鲜豆腐水分减少。

冻豆腐的脂肪中约 60% 是亚油酸和多不饱和脂肪酸。不饱和脂肪酸具有降低人体内总胆固醇水平的作用。此外，不饱和脂肪酸中所含的卵磷脂在人体内可形成胆碱，具有预防动脉粥样硬化的作用。同时，冻豆腐与鲜豆腐相比，膳食纤维含量更丰富，可促进胃肠蠕动，具有促进脂肪排泄的作用。同时，冻豆腐上有很多空隙，这些空隙可吸附油脂，也能在一定程度上起到减脂排油的功效。冻豆腐结构比较疏松，更容易入味，烹饪时最好少盐、少油。血脂高的患者食用冻豆腐时，最好不要与肉类同煮，因为冻豆腐里的蜂窝组织会吸收大量油脂，反而会引起血脂升高。

夏日养生三原则

四季之中，夏季是阳气最旺盛的季节，此时，人体阳气外发，伏阴在内，气血运行也相应地旺盛起来。为了适应夏季火热的气候，皮肤毛孔开泄，以使得汗液排出，通过出汗来调节体温，适应暑热。因此，夏季养生要防暑邪，防湿邪，同时又要保护人体的阳气。

清心祛暑：砂糖白醋拌藕条　中医认为，夏季归于五脏属心，而心喜凉，宜食酸。藕洗净去皮切成长条，在沸水中略烫一下，捞出过凉水加白糖、白醋，拌匀后装盘即成。还可适当食些小麦制品、猪肉、李子、桃子、菠萝、橄榄等。此外，中医注重天人合一，阴阳互补，所以夏天应多吃些性寒味酸的食物，少吃温热食物。

清热利湿：熬点茄子粳米粥　中医认为，长夏在五脏中归于脾，过湿对脾不利，宜清补，日常可适当多食甘凉或甘寒食物，如可熬点茄子粥喝。茄子洗净去蒂去皮切成丁，粳米洗净泡半小时后，沥干水分备用。锅内加约1500毫升冷水，放入粳米。旺火煮沸，放入茄丁，改用小火煮至成粥，用盐调味即可。常吃可防治高血压等症。

健脾养胃：炖点冬瓜排骨汤　夏季人体消耗增大，既要补充营养物质和津液，又因暑湿气候易导致脾胃正气不足、胃肠功能紊乱，所以在饮食上应以健脾养胃为原则，以汤、羹、汁等汤水较多、清淡而又能促进食欲、易消化的膳食为主。如炖点冬瓜排骨汤便是不错的选择。

冬季多吃 4 种果

1. 柚子。柚子含糖量低，每100克仅含糖9.5克。常吃柚子有助于预防糖尿病。但吃柚子每天最好不超过200克。

2. 橙子。橙子富含维生素 B_1，对保持神经系统健康至关重要。另外，适量吃橙子还可有效增加唾液分泌，促进消化，缓解咳嗽，保护肺脏健康。专家建议每天最好吃 1 ～ 2 个橙子。

3. 枣。枣含有丰富的维生素 C、微量元素钾和镁。经常吃枣具有健胃健脾和改善血液的功效。

4. 板栗。板栗富含钾和锌等微量元素，还有丰富的不饱和脂肪酸和多种维生素，有助于防止高血压、冠心病、动脉硬化和骨质疏松症。

冬吃萝卜夏吃姜　吃错生姜心发慌

"冬吃萝卜夏吃姜，不用大夫开药方。"这是民间一句流传已久的谚语，它是说夏天多吃姜可以预防许多疾病，比如夏天常见的腹泻，尤其是中医说的脾胃虚寒、脾胃虚弱引起的腹泻，往往可用生姜或干姜来治疗。

中医认为，姜性味辛温，入肺、胃、脾经。具有发表散寒、温胃止呕、温肺化痰止咳功效。用于治疗风寒感冒、呕吐、痰饮、喘咳等。还可治疗脾胃因寒而致的腹痛、腹泻、呕吐等，姜适用于胃寒之人，也就是经常腹泻、四肢不温、怕冷喜暖等患者。而对于胃热体质的人，经常上火、口舌生疮、大便干燥、喜冷的患者就不能多吃姜。如果受寒以后突出的症状是喉痛、喉干、大便干燥等，则不宜用生姜。脏腑有热者也应慎用。如果是热性病症，使用生姜时一定要配伍寒凉药物来中和生姜的热性。另外，姜不能食用过多，过食则可造成口干、喉痛、便秘等。

正确使用姜有三：一是用于脾胃虚寒的腹痛、腹泻；二是儿童因食寒凉食物太多造成的肠痉挛；三是生活中，尤其是夏天吃凉性食物过多或在吃海鲜的时候，如吃螃蟹、鱼虾时，要多吃姜，有解鱼虾之毒、散海鲜之寒的作用。

附：大枣生姜茶

生姜10克，大枣30克，红茶1克。将大枣加水煮熟晾干；

生姜切片炒干，加入少许蜂蜜炒至微黄；再将大枣、生姜和红茶叶用沸水冲泡5分钟即成。每日1剂，分3次温饮食枣。具有健脾和胃补血之功效。适用于消化不良、食欲不振者。

张仲景的四季食疗

张仲景是东汉的医学家，被称为"医圣"。他认为，饮食养生应该做到"两五配四加新鲜"，意指饮食中的主食为五谷相兼，精细搭配；而对副食中菜肴的性味与烹制的味道要五味合适；所用饮食要与四季气候特点相结合；饮食原料要讲究时令，要新鲜。

春季　春季食疗养生方面，主食应选用"甘凉"性的小麦加工成的各种面食，再配食一些米粥；副食主要选用"辛甘之品"，如葱、韭菜、胡萝卜、花生、白菜、鸡肉、猪肉等。因为春天气候温和，人体阳气开始升发，新陈代谢旺盛，用辛甘食品以助阳气，可利于代谢。而配用"甘凉主食"，则可防阳气太盛。

夏季　夏季食疗养生方面，主食应选用"甘寒性味"的小米，配食一些面食、稀粥并加些绿豆；副食主选"甘酸清润之品"，如青菜、西红柿、冬瓜、丝瓜之类，以及鸡蛋、鸭肉等。夏天热，阳气盛，选用性味寒凉、甘酸、清润之食品，可清热祛暑、护阴。切忌过量食辛辣之品，以免损伤阳气。

秋季　秋季食疗养生方面，主食、副食均选用"甘润之品"——主食以大米、糯米等谷物为主，并配以面食、白薯等，粥中常放些芝麻、核桃仁。副食除多吃各种蔬菜外，还要多吃各种水果。秋季气候凉燥，而多吃"甘润之品"可生津润燥，但烹调味道则以清淡为主。

冬季　冬季食疗养生方面，主食宜用"甘温性味之品"，如玉米、高粱米面食，并搭配些米面。粥中可放些芸豆、赤小豆。副食应具有滋阳或潜阳、理气功效的蔬菜，如大白菜、胡萝卜、豆芽菜、木耳等。肉类可选用"甘温助阳之品"，如羊肉、狗肉、鸡肉等，可以温补阳气，又避免化火而阴阳失调。

张仲景尤其对食疗养生之法有一个特别的提示，即不管春夏还是秋冬，所选用的食材，必须都是新鲜、干净的，决不可选用腐烂、不洁的食材。

夏吃辣椒有讲究

最好吃鲜椒　因为鲜辣椒的营养更丰富，"火力"也小一些，而干辣椒、辣椒面少吃为好。鲜辣椒经过高温烹炒，辣味会有所减轻。另外，如果菜中已经放了辣椒，就别再放花椒、大料、桂皮等热性调料，否则"热上加热"，更容易上火。烹调前可先把辣椒放在醋里泡一会儿，或在烹调辣菜时加点醋，也可缓解上火。

注意食材搭配　吃辣配些凉性食物，能起到"中和"作用，清热去火。鸭肉、鱼肉、苦瓜、莲藕、荸荠、豆腐、莴笋等都是凉性食物。

主食最好选粗粮　因为粗粮膳食纤维含量丰富，可预防由肠胃燥热引起的便秘。玉米或红薯就是不错的选择。此外，薏米也可去燥，若辅以百合熬粥，功效更明显。

要多喝水或汤　吃辣容易引起咽干唇裂等症状，更要注意补充水分。菊花茶、酸梅汤等是最好的"灭火器"。喝杯酸奶或牛奶，不仅可以解辣，同时还能清热。

轻松辨别转基因食品

大豆　非转基因大豆：椭圆形，有点扁。肚脐为浅褐色，豆大小不一。打出来的豆浆为乳白色。转基因大豆：圆形，滚圆。肚脐为黄色或黄褐色，豆大小差不多。打出来的豆浆有点黄，用此豆制作的豆腐也有点黄。简单的检验方法：本土大豆用水浸泡3天会发芽，转基因大豆不会发芽，只会膨胀。

胡萝卜　非转基因胡萝卜：表面凸凹不平，一般不太直，从头部到尾部是从粗到细的。且头部是往外凸出来的。转基因胡萝卜：表面相对较光滑，一般是直的，它的尾部有时比中间还粗。且头部是往内凹的。（注：胡萝卜只有在秋冬季节有，夏季的一般是转基因的。）

土豆　非转基因土豆：样子比较难看，一般颜色比较深，表面坑坑洼洼的，同时表皮颜色不规则，削皮之后，其表面颜色很快会变深，皮内为白色。转基因土豆：表面光滑，坑坑洼洼很浅，颜色比较淡。削皮之后，其表面无明显变化。

西红柿、圣女果　转基因西红柿：颜色鲜红很好看，果实较硬，不易裂，放很久都不腐烂。小西红柿都是转基因的，有红的，有黄的，形状有两种，一种是椭圆形，还有一种是圆的。非转基因西红柿：成熟以后，捏起来里面是软的，不耐储存。

部分水稻及大米　在国内取得转基因大米合法种植权的地区是湖北，要警惕细长的很亮的米。容易与东北"长粒香"混淆。

玉米及玉米油　转基因玉米：甜脆、饱满、体形优美、头尾颗粒大小差不多，俗称甜玉米，进口玉米基本都为转基因玉米。转基因玉米油：在超市购买玉米油，一定要仔细看标签，是否标有转基因字样。

木瓜　据悉，市场上卖的木瓜95%以上的都是转基因。

复原奶和鲜奶比差在哪儿

所谓复原奶就是用奶粉冲出来和牛奶浓度一样的奶。一般7~8斤牛奶能浓缩成一斤奶粉，反过来奶粉加7~8倍的水，就复原成牛奶了。家里买奶粉冲着喝，其实就是喝复原奶。

复原奶的味道可能不如巴氏奶（需要冷藏销售的所谓鲜奶）那么鲜，维生素 B_1、维生素 B_6 等受到的破坏略微大一点——毕竟奶粉接受的加热处理，和85℃短时间加热的巴氏奶相比，还是时间久一些、温度也高一些。

用来做盒装奶的复原奶，还要多一道加热的工序。这是因为用奶粉冲出来的奶要再进行灭菌处理，然后用无菌包装工艺装进盒子里。也就是说，在120℃以上的温度下，把热牛奶装在蒸汽杀菌的盒子里，在高温条件下密封起来。这样，里面的细菌全部灭掉，外面的细菌又无法进入，牛奶就能在室温条件下保存8个月了，无须任何防腐剂帮忙。

全麦面包添加剂多

全麦面包因含有丰富的膳食纤维，因而备受老年朋友的喜爱。然而，市场上真正的全麦面粉很难买到，更不用说有100%的全麦面包了。所谓的全麦面包，大多是在小麦粉的基础上，加入小麦麸皮制成的。麸皮添加越多，面包的口感就会越差。这是因为，麸皮过多时，面粉中的蛋白浓度已被稀释，面筋蛋白便很难形成连续的网状结构，进而会降低面团的拉伸程度，让面包吃起来没有嚼劲，缺乏弹性、绵软、爽口的感觉。河南工业大学粮油食品学院曾做实验发现，添加大于30%的麸皮，全麦面包的硬度大，其口感很难被消费者所接受。

因此，全麦面包都会存在添加剂多的问题。因为添加剂不仅具有防腐的功效，更重要的还是改善口感。以市面上一款全麦无蔗糖面包为例，其食品添加剂多达18种，包括山梨糖醇、麦芽糊精、木糖醇、麦芽糖醇等。

另外，有些商家为了追求全麦面包的灰暗色泽，过多使用焦糖来染色。焦糖属于人工合成色素，国家对其有着严格的使用量，超量摄入会增加肾脏负担。因此，在选购全麦面包时，还是多看看包装上的配料表，添加剂少的，才可以考虑购买。

皮蛋应少吃　选购有方法

皮蛋可分为含铅皮蛋和无铅皮蛋。前者是将生石灰、纯碱、茶叶、食盐、氧化铅等原料加水混合后腌制而成的，加入氧化铅可以促进配料均匀、快速地渗入蛋中，也可使皮蛋迅速凝固，易于脱壳。现在不少厂家将氧化铅换成氧化锌，制成无铅皮蛋，食用相对更安全。

皮蛋在腌制、运输、销售过程中，极易受到各种细菌的污染。应选购新鲜、无破损、无异味的皮蛋。正常的皮蛋，剥开之后蛋白呈暗褐色的透明体，具有一定的韧性；变质的皮蛋，蛋白则为浅绿色，蛋黄呈现黄色，韧性差，较松散。铅、铜含量高的皮蛋，蛋壳表面的斑点会比较多，剥壳后也可看到蛋白部分颜色较黑绿或有黑点。传统方式制造的皮蛋会在蛋壳表面包裹黏土及稻壳等，其并不卫生，也不方便从外观判断含铅情况，建议选购包装完整、标示清楚的产品。

食用时建议熟食。如将皮蛋煮汤食用或去壳后上笼高温蒸 5 分钟晾凉后再食用。

玉米糁比玉米面有营养

现在市场上各种各样的玉米加工产品越来越多，玉米糁、玉米粉、玉米片……哪种更营养，吃时又有什么需要注意呢？

1. 玉米糁营养最高。玉米糁常被人们用来熬粥。它是玉米经除杂、脱胚、研磨等工序加工而成的颗粒状产品。玉米糁基本保留了玉米中所有营养物质，虽然加工过程中去掉了玉米胚芽，损失了一定量的维生素 E 和不饱和脂肪酸，但提高了其贮藏性，不容易发生氧化变质。在市面上所有的玉米产品中，玉米糁的营养最高。

2. 玉米面要买"全"的。玉米面可以用来做玉米糊、窝头、煎饼、玉米面条等，可分为脱胚玉米粉和全玉米粉。从营养价值的角度讲，脱胚玉米面损失了较多的膳食纤维、维生素 E 和不饱和脂肪酸，而全玉米面基本保留了玉米的全部营养。市面上还有一些速溶玉米面，消费者在选购时要注意查看配料表，看是否添加了糊精、增稠剂、香精、色素等配料，如果配料过多，意味着玉米的比例相应较低，而添加剂的成分较高。

3. 玉米片要买原味的。玉米片是玉米糁或玉米面经过蒸煮、调味、压片、烘烤等制成的新型快餐食品。食用时可用沸水调制成玉米片糊，或作为煮粥原料。比起玉米糁或玉米面，玉米片又多了一道加工程序，营养损失稍微更多一些。购买时要注意，其中是否添加过多辅料，如食盐、糖、香精、色素等。

4. 玉米面条要买煮食的。玉米面条一般以玉米粉或玉米淀粉为主料，经挤压成型，分为需要煮食的"钢丝面"和直接冲泡的方便面。一般来讲，需要煮食的玉米面条，原料为纯玉米面，基本保留了玉米的营养价值。而直接冲泡的玉米方便面，还需要添加许多其他的淀粉和添加物，营养价值也就差一些。

如何鉴别辣椒精菜肴

辣椒精是从辣椒中提取浓缩的一种油状液体。普通辣椒带来的辛辣味比辣椒精差得多，而且菜肴的颜色也不如加了辣椒精的好看。因此，商贩可能会大量使用辣椒精。若长期食用这种高辣度食物，对黏膜的损伤很大。购买时，首先看颜色，菜肴如果颜色血红，可能加了辣椒精，另外，麻辣火锅锅底如果很透亮（应该是浑浊的），就得小心辣椒精了；其次尝味道，辣味在口腔蔓延速度快，舌头有刺痛的感觉，尤其是舌头中心位置，很可能使用了辣椒精。

如何远离"毒生姜"

用"神农丹"（主要成分为涕灭威）种植的生姜含有金属硫化物，长期食用会造成慢性中毒。我们在生活中又该如何鉴别和远离有毒生姜呢？

"四步"鉴别法

营养师王潍菁解释，有毒生姜和无毒生姜，肉眼上是分不出来的，最好通过专业检测来辨别。通常成熟的生姜会放在姜井一段时间后再拿到市场上卖，这时候的生姜看上去不会水灵灵的，是一副"姜还是老的辣"的样子。所以，买老一点的姜，风险会相对低一些。不妨试试"四步鉴别法"来远离"毒生姜"。

一闻　拿起一块生姜先闻一下，涕灭威原药为具有硫黄气味的白色结晶，如果生姜用过该农药，可能会残留硫黄的味道；如果是用硫黄熏的，有一种清淡的硫黄味，或者有其他的异味。

二尝　掰下一小块姜用口尝一尝，如果是用硫黄熏的，辛辣味淡也就是说姜味很淡，或者有其他的杂味。

三看　生姜的颜色，正常的姜较干，颜色发暗。"硫黄姜"较为水嫩，呈浅黄色，用手搓一下，姜皮很容易剥落。

四放　一般的生姜保质期比较久，而"毒生姜"暴露在空气中后，过几天就会变质发霉。

怎样去毒

多清洗和浸泡。姜是长在地底下的，药物主要喷洒在地上的枝叶上，所以用水洗姜，对去除有毒物质作用不大。但可以在食用前多用清水浸泡几次，减少生姜表面的有害物质。

削皮。果蔬等农产品表皮上的农药残留，一般都要高于内部组织，所以削皮是减少农药残留的重要方法。

用碱水洗。神农丹虽然毒性很强，但在强碱条件下却很容易分解。

七种食物堪比砒霜毒

在我们的生活中，误食哪些食物可能危及生命呢？

1. 烂白菜　食用腐烂的大白菜后，会使人缺氧而引起头痛、头晕、恶心、腹胀等，严重时会抽筋、昏迷，甚至有生命危险。

2. 腐烂的生姜　腐烂后的生姜产生一种毒性很强的黄樟素，人吃了这种毒素，即使量很少，也能引起肝细胞中毒和变性。

3. 长霉的茶叶　茶叶发霉是受了青霉、曲霉污染的结果，倘若喝了发霉的茶叶水，轻则引起头晕、腹泻，重则可以引起重要器官坏死。

4. 长斑的红薯　是由于感染黑斑菌所致，吃后易中毒。

5. 发黄的银耳　变质发黄的银耳是受黄杆菌污染所造成，吃了可引起头晕、肚子痛和腹泻等中毒现象。

6. 未腌透的咸菜　腌菜时如果放盐量不足，腌制时间不满 8 天，可能造成亚硝酸盐中毒。

7. 变色的紫菜　若凉水浸泡后的紫菜呈蓝紫色，说明紫菜在干燥、包装前已被有毒物所污染，这种紫菜对人体有害，不能食用。

吃鱼翅对健康有害

鱼翅是鲨鱼鳍中的细丝状软骨。鱼翅本身没有什么味道，还略带腥味，鱼翅汤的美味主要来自它的配料，用火腿、老鸡等真正的美味熬出来的。因此鱼翅很容易假冒，市场上有用明胶、海藻酸钠、氯化钙等材料仿造的假鱼翅。

鱼翅的主要成分是胶原蛋白，这是一种蛋白质。因此，吃鱼翅对人体并无多大益处，相反，吃鱼翅反而对健康有害。鱼翅中水银和其他重金属的含量，都比其他鱼类高很多。这是因为工业废水不断排入海洋，使得海水中重金属含量较高，并进入海洋生物体内，而鲨鱼处于海洋食物链的顶端，吞食其他鱼类后，食物中的重金属也随之进入鲨鱼体内。

烹饪并不能去除水银或其他重金属的毒性。吃了鱼翅后，水银和其他重金属进入人体，损害中枢神经系统、肾脏、生殖系统等。

老酸奶是最健康的酸奶吗

所谓的"老酸奶"，是一个传统制作酸奶产品的概念，这种酸奶基本上呈现固态。这种固态不是加了任何凝固剂，而是牛奶蛋白质的一种特殊凝胶状态。这种蛋白质凝胶状态很脆弱，只要用力搅拌，就能让看似坚实的凝胶重新变成液态的奶。

在我们小时候，各地的酸奶都是这种固态的产品，但随着奶制品产量的增大，这种产品慢慢地退出了市场。这是因为凝固型的酸奶在运输中容易因为摇晃、震荡等机械力量影响口感，消费者看到的是破碎的冻，甚至是变成液态的酸奶，肯定会不满意。同时，因为在固态酸奶中没法加入果汁、果粒之类配料，为了便于运输和销售，人们就加入一些增稠剂，把大罐发酵好的酸奶凝冻慢慢搅碎，让它变成黏稠的半流体。这就是市面上占优势的酸奶产品状态。

但是，喝惯了这种黏稠的酸奶，人们也有点腻了。这时候，新产品"老酸奶"让人们眼前一亮。它以传统产品的面目出现，但为了避免运输中变稀的麻烦，添加了植物胶，这样，无论怎么震荡都不会变成液态，运输和销售非常方便。

知道这个制作过程就能明白，其实这些酸奶冻产品并不会增加酸奶产品的营养价值，甚至还可能降低。因为传统上做酸奶的牛奶原料必须是蛋白质含量较高的原料，抗生素含量必须低，杂菌含量必须少，才能顺利做出酸奶凝冻。现在有了植物胶帮忙，即便原料蛋白质含量低，也不妨碍做成凝冻状态，原料要求反而降低了。

营养挂面"营养"在哪儿

除了普通的挂面外，市场上出现了很多营养挂面，如玉米面、鸡蛋面、荞麦面、绿豆面、香菇面等。

普通挂面的主要成分有水、优质小麦粉、食盐、食用碘，而营养面的配料成分除了普通挂面成分外，会根据所推品种不同再添加不同配料。目前，国家对面条配料含量没有通用的标准，配料含量的比例，厂家可自行制定，因此令人怀疑其营养含量，例如鸡蛋挂面真的是用鸡蛋做的吗？

据了解，厂家一般会以蛋黄粉为主要原料来替代鸡蛋。蛋黄粉是采用新鲜鸡蛋为原料，经过十多道工序制成，是新鲜鸡蛋的替代品，具有较好的乳化性。

也有些细心的消费者会发现，有的鸡蛋挂面配料表中含有食品添加剂"栀子黄"。栀子黄是从栀子果实中提取出来的一种食用天然黄色素，呈现出淡黄色至深红色，在挂面中使用栀子黄看上去和加了鸡蛋的挂面没有什么区别。除了鸡蛋挂面外，还有很多蔬菜挂面也存在用蔬菜粉末来替代新鲜蔬菜的现象。

粗粮挂面主要有玉米面、小米面、高粱面、荞麦面、绿豆面等，有些配料标注的是玉米精粉、绿豆精粉，而有些品牌标注的是荞麦粉、绿豆粉。虽然只有一字之差，但其营养成分大有不同。如果是玉米精粉、绿豆精粉，那它就像精面粉、精米一样在加工中去除了胚和外皮，而这些才是含有维生素和矿物质的部分。

营养挂面在营养方面不仅没有比普通挂面多，而且经常食用含添加剂的食物反而会增加肝、肾的负担。

健康吃元宵

元宵里有些什么

传统的元宵是由糯米和不同的馅儿料制成，糯米本身是粮食，淀粉含量很多。而馅儿料中所含的热量更高，如我们常吃的芝麻馅儿元宵，芝麻本身含有大量油脂，而在制作的过程中为了口感细腻，还会加入一些植物油。所以元宵所含的热量和油脂比起等量的主食来说只多不少，一个普通的芝麻馅儿元宵，能给人体带来相当于一两米饭的热量。

怎样挑元宵

如果从营养价值来看，坚果类原料营养价值较高，花生、芝麻中含有人体所需的维生素 E。如果从健康角度来讲，则可以选择一些不是很油腻的蔬果类元宵，如山楂、百合等。需要注意的是，无糖元宵虽然馅儿料中不含糖，但糯米的淀粉含量很高，在人体内同样可以转化为糖。

注意搭配

首先，元宵不要和油腻的食品搭配。油腻的食品只会和元宵一起给肠胃造成更大的负担。

其次，可以搭配一些粗纤维、促进消化的食品，如芹菜、山楂、生萝卜等。粗纤维会促进肠胃的蠕动，减低因为吃元宵造成胃部不适的可能性。

最后，元宵汤也不要舍弃。糯米中含有很多水溶性维生素，如维生素 B_1、B_2 等。这些维生素能促进体内乙酰胆碱的合成，有助于维持正常胃肠道功能。而糯米中的维生素 B 在煮元宵的过程中大概有一半会留在汤里，所以喝元宵汤也是能促进消化的一个好习惯。

6 种食物能"限盐"

紫菜 紫菜中含有食物纤维卟啉和镁，可以促进排钠，预防高血压，外出就餐时不妨喝点紫菜汤等。

芹菜 芹菜中含有丰富的钾，钾是钠的克星，能排出人体内多余的钠。

牛奶 钙对高钠引起的升压效应有拮抗作用。牛奶是高钙食品。

绿豆 绿豆是食品中含镁较多的一种，每百克含镁 147.8 毫克。食物中镁的摄入量与钠有拮抗作用。

玉米　玉米含有丰富的钙与镁，可以排钠。用煮玉米或玉米粥作为主食，帮助减盐。其他的粗粮如小米、荞麦面、高粱米、燕麦、马铃薯等也有类似作用。

核桃　核桃中的镁含量丰富，可以帮助减盐。另外，芝麻、杏仁、瓜子等坚果也有相同的作用。

吃前需处理的几种食物

1. 豆芽　培育豆芽的盆具被水浸泡，而且一直保持湿润——这恰恰是细菌繁殖的最佳环境（沙门氏菌就是豆芽最常携带的病菌）。冲洗豆芽是不能清除有害菌的，唯一的办法就是用火煮或者炒。

2. 半生牛肉馅儿　生的或五分熟的牛肉可能携带了沙门氏菌和大肠杆菌。140摄氏度以下的温度通常只能让肉馅儿达到五分熟。而让肉馅儿熟透需要160摄氏度的高温，这样才能杀死细菌。熟透的肉馅儿里面呈褐色而不是粉色。

3. 寿司　寿司的最大问题是寄生虫——绦虫、扁形虫和蛔虫，像生鱼中就很可能含有这些寄生虫（寿司中往往会有生鱼）。唯一可生吃鱼又保证不携带寄生虫的方法，是吃用冷冻鱼做成的寿司。美国食品药品管理局推荐，生鱼在零下31摄氏度的温度下，冷冻至少15小时可杀死寄生虫。

4. 生鸡肉　生鸡肉常携带沙门氏菌和弯曲杆菌。处理生鸡肉时要特别小心。切过鸡肉后要立即洗干净刀、菜板、灶台和你的手，避免鸡肉中的细菌传播到其他食品上。将鸡肉放到烤架上后，要把用过的盘子洗净，或是换个新盘子盛烤好的鸡肉。

5. 沙拉酱　由于沙拉酱的独特气味和微酸的口感，很多人都无法察觉到它已经坏了。所以，应密封并将沙拉酱放在冰箱里冷藏，不要吃过了保质期的沙拉酱。如果自己在家做沙拉酱，一定要确保所有原料新鲜且没被污染，制作器皿也要干净。

6. 哈密瓜　由于哈密瓜表皮上有很多裂缝，易沾染上污物而滋生细菌。一旦将瓜切开，这些细菌就会跑到瓜瓤内。应购买新鲜完整的哈密瓜，在吃前先仔细清洗瓜皮，降低瓜瓤被细菌污染的概率。

"器官果蔬"吃啥补啥

1. 切开的胡萝卜就像人的眼睛，有瞳孔、虹膜。科学研究表明，大量胡萝卜素能促进人体血液流向眼部，保护视力，让眼睛更明亮。

2. 番茄有四个腔室，并且是红色的，这与我们的心脏一样。番茄饱含番茄红素，高胆固醇患者要想降低心脏病和中风危险，不妨多吃点。

3. 悬挂的一串葡萄具有心脏的形状，而每一颗葡萄就像红血球。葡萄汁中含有丰富的多元酚类，能帮助身体对抗心血管疾病。

4. 核桃就像一个微型的脑子。核桃含有 36 种以上的神经传递素，可以帮助开发脑功能。

5. 蚕豆等豆类的形状看起来很像人的肾脏，它们也的确可以帮助维持肾脏功能。

6. 芹菜等很多根茎类蔬菜看起来就像人的骨头，而它们确实能强化骨质。人骨头中含有 23% 的钠，而这些食物也含有 23% 的钠。

7. 鳄梨长得很像子宫，能够保护女性的子宫和子宫颈健康。研究表明，女性每星期吃一个鳄梨，就能平衡雌激素、减掉分娩产生的多余体重，防止宫颈癌。

8. 无花果就像男人的睾丸一样，充满了籽儿，而且它们生长时也是成对的。研究表明，无花果可增强男性精子活力，增加精子数量，并治疗男子不育症。

9. 甘薯看起来像胰腺，事实上，它确实能平衡糖尿病患者的血糖指数。

10. 卵巢仅有橄榄大小，但却是肿瘤最易发生的器官。多吃橄榄有助于卵巢健康，预防各种卵巢肿瘤。

11. 柑橘类水果长得像乳腺。橘络可缓解乳腺增生症状。

12. 洋葱的纹路看上去像人体细胞。研究表明，它能清除身体所有细胞里的垃圾物质和危害性的游离基。

食物中的"止痛药"

咖啡治头痛　科学家发现咖啡因能使细胞接收不到传来的疼痛信号，减少疼痛感。所以许多常见的止痛药，如阿司匹林、麦角胺等，多少会加入一些咖啡因来加强效果。不过对那些每天咖啡不离手的人来说，它反而会导致疼痛。

鱼油抑制发炎反应　关节炎、偏头痛等都是身体出现炎症的表现。大量研究发现，富含欧米伽3脂肪酸的鱼油能治疗类风湿性关节炎、偏头痛等。

莓类和阿司匹林一样有效　樱桃类及莓类的水果在一些研究中展现出惊人的抗发炎效果，它们的作用好比阿司匹林一类的止痛药。

香辛料是天然止痛剂　姜：近十几年来，姜在舒缓疼痛、辅助治疗关节炎上的效果备受瞩目，印度的传统医疗早就运用姜作为治疗风湿及关节炎的处方，而且安全、没有任何副作用。

咖喱：咖喱中的姜黄具有减少可能导致阿尔兹海默症的大脑发炎作用。同时日本研究发现它所含的抗氧化物能抑制肿瘤生长。

辣椒：研究发现辣椒中的辣椒素，可以阻止疼痛信息传到中枢神经系统，减少疼痛感。辣椒素现在被用来控制头痛、神经痛、骨关节炎及类风湿性关节炎等疼痛，只是以外贴膏剂治疗为主，而不是内服。

调整饮食度严冬

数九寒天，为预防流感和一些慢性疾病的发作或加重，专家建议人们可采取饮食调整方案来增强抵抗力。

增加粗粮

专家建议大家不要只以精米、精面为主食，而要吃些粗粮。日本抗癌协会指出，在前20种抗癌明星食品中，第一种是熟红薯，第二种是生红薯。红薯含有大量的维生素A，能提高皮肤的抗病能力。多吃红薯对预防甲流和各种传染病也能起到作用。

白菜豆腐保平安

冬季百姓常吃的蔬菜有白菜、土豆和萝卜。白菜含有大量的维生素C和纤维素，冬季常吃白菜，食欲就会有所减少。所以说"白菜豆腐保平安"是有道理的。土豆含有很多碳水化合物、维生素C和微量元素（如钾）。

少瓜多果

少吃瓜类　冬季应少吃偏凉性的西瓜、黄瓜，否则易发生腹泻。

多吃水果　1.比如梨。嗓子发干或皮肤干、痒的人就适合吃梨。但胃寒的人吃梨后就容易不舒服，可以改为吃冰糖梨。方法是：把梨洗净，血糖不高的人可以放5块冰糖，血糖偏高的人放2块冰糖，然后放到锅里蒸5～10分钟，连梨带汤一起吃。也可以吃花椒梨。不管长期咳嗽还是过敏干咳的人都可以吃花椒梨。方法是：把梨洗净，在中间撒少许花椒粒，放到蒸锅上蒸10分钟，吃的时候把花椒去掉。连吃一周左右。2.多吃苹果。糖尿病人最好吃偏酸的苹果。

多食蜂蜜

蜂蜜不仅可以提供能量，还能提供大量的微量元素和维生素。每天临睡前半小时到一小时喝一杯加一勺蜂蜜的酸奶（糖尿病要减半），有助于睡眠和缓解便秘。

饮食宜温热

所谓温热食物，是指热量、蛋白质、维生素含量较高的食物，包括：羊肉、鸡肉、鱼肉等。

"发物"分六类

动火发物　能助热动火、伤津劫液，如烟、酒、葱、蒜、韭菜、卤制品、油炸物等。发热口渴、大便秘结的人不宜食用，高血压者应忌口。

动风发物　多有升发、散气、火热之性，能使人邪毒走窜，如茄子、木耳、猪头肉、鸡蛋、蘑菇等。有荨麻疹、湿疹、中风等疾病者不宜吃。

助湿发物　多具有黏滞、肥甘滋腻之性。如糯米、醪糟、米酒、大枣、肥肉、面食等。患湿热病、黄疸、痢疾等病者忌食。

积冷发物　多具寒凉润利之性，能伤阳生寒，影响脏腑运化，如冬瓜、四季豆、莴笋、柿子等。脾胃虚弱的人要慎食，过食会造成胃虚冷痛、肠鸣腹泻。

动血发物　多活血散血，能动血伤络，迫血外溢，如羊肉、菠菜、烧酒等。月经过多、皮下出血、尿血等人忌食。

滞气发物　如大豆、芡实、莲米、芋头、薯类等。这些食物多具滞涩阻气、坚硬难化之性，积食、诸痛者不宜食。

轻度咳嗽　喝罗汉果汁

罗汉果有清肺止咳、润肠通便之效；白萝卜能化痰定喘、清热顺气；梨能润肺生津、止咳化痰；橘子能润肺平喘。把白萝卜、梨和橘子的皮与罗汉果放在一起熬汤喝，止咳效果非常明显。血糖异常者服用此方要去掉梨皮。

罗汉果汁的原料是：罗汉果（1个，连皮带肉）、白萝卜皮（1根，最好带绿缨和根）、鸭梨皮（两个，最好带核）、橘子

257

皮（七八个最好带橘梗或者橘子叶）。所有原料在削皮前应洗净，削皮后都切成小碎块，罗汉果也掰成小碎块，放在一个容器（沙锅最好，铝盆也可以）内，加 1.5 升水，水没过原料。大火烧开煮 20 分钟后改小火，翻一翻，再煮 20 分钟，这时，水已经熬去一半，罗汉果汁即煮成。分两次，温热喝。

米汤 + 盐止腹泻

腹泻时应避免吃油腻的食物，以免肠黏膜滑动。米汤加盐食用，既可补充营养，又不增加肠胃负担。

南京师范大学营养学教授郑铁指出，米汤是把米洗干净添水煮成烂粥后，撇取出来的汤。米汤有浓厚的米香味，是流质，具有补中益气、养阴、润燥、健脾和胃的作用。米汤含有大量的烟酸、维生素 B_1、B_2 等维生素，还有一定的碳水化合物等营养素。米汤之所以能治腹泻，是因为其中含有高浓度的碳水化合物，可增加盐水的吸收，所以，如果在米汤中加点盐，就更加利于减轻腹泻症状了。米汤中的维生素对预防和治疗某些维生素缺乏性腹泻也有一定的补充作用。

用于治腹泻的米汤，可因地制宜选大米汤、糯米汤、玉米汤、小米汤、高粱米汤。米汤熬得不要太稠也不要过稀，饮用的次数和量要与腹泻的次数成正比。建议腹泻好转以后，仍要坚持饮用两三天米汤，以补充体内消耗的水分和营养，使腹泻彻底痊愈。

孔子的冬季饮食经

除了"教育家、思想家"这些名号外，孔子其实还是一位养生保健专家。在战乱的年代，孔子依然能得享73高龄。下面为大家介绍《论语》中所体现的孔子的冬季饮食观。

吃肉一天不超二两 《论语》中称，"肉虽多，不使胜食气。"意思就是，席上的肉虽然多，但不能超过吃饭的量。南京中西医结合医院中医科主任王东旭说："冬天时人很少活动，肉类食品最易在脏腑内积食积热，多吃反而会导致体力下降。特别是中老年人更要注意，动物性蛋白质摄取得越多，钙质就越容易排出体外。建议成年人冬季一天吃肉最好不超过二两。"

三九天更要多吃姜 《论语》还称，"不撤姜食，不多食。"把生姜的保健功效提到很高的位置。其实，在三九寒冬，生姜的保健驱寒功效更好。最简单的方法就是饭前或者饭后半小时喝杯姜红茶。

冬天吃东西可以精细一点 孔子在《论语》中说："食不厌精，脍不厌细。"意思是：粮食舂得越精越好，肉切得越细越好。有人对此提出质疑，因为食品在加工过程中会丢失大部分的维生素、矿物质及其他有营养的物质，通常只剩下糖分和淀粉。其实，正确的理解应该是，冬天时，人们的活动量明显减少，这个时候把蔬菜或者肉类适当地做细有利于肠胃的吸收，而且便于食物营养更充分地释放，有利于身体迅速汲取热量。因此，从冬季饮食保健的角度讲，适当把烹饪过程做"精细"，还是很可取的。

哪种肉类适合你

肉类是人们冬天进补的首选。那么，你知道哪种肉类最适合你吗？

牛肉——一周一次为宜　牛肉含有丰富的蛋白质，氨基酸组成比猪肉更接近人体需要，能提高机体抗病能力。中医认为，牛肉有补中益气、滋养脾胃、化痰息风、止渴止涎的功效。

适宜人群：适宜中气下陷、气短体虚、筋骨酸软、贫血久病及面黄目眩之人食用。牛肉不宜常吃，一周一次为宜。

禁忌：牛肉的肌肉纤维较粗，不易消化，胆固醇和脂肪含量高，故老人、幼儿及消化力弱的人不宜多吃。患皮肤病、肝病、肾病的人慎食。

羊肉——别和红酒同食　羊肉有山羊肉、绵羊肉、野羊肉之分。它既能御风寒又可补身体，最适宜于冬季食用。

适宜人群：羊肉对一般风寒咳嗽、慢性气管炎、虚寒哮喘、肾亏阳痿、腹部冷痛、体虚怕冷、腰膝酸软、面黄肌瘦、气血两亏以及病后或产后身体虚亏等有食疗作用。

禁忌：发热病人慎食，水肿、疟疾、外感、牙痛及一切热性病症者禁食。红酒和羊肉不可一起食用。

鸭肉——感冒了就别吃　鸭肉中的脂肪酸熔点低，易于消化。所含 B 族维生素和维生素 E 较其他肉类多，能有效抵抗脚气病、神经炎以及多种炎症，还能抗衰老。含有较为丰富的烟酸，对心肌梗死等心脏疾病患者有保护作用。

适宜人群：鸭肉适用于体内有热、上火的人食用。发低热、体质虚弱、食欲不振、大便干燥和水肿的人，食之更佳。同时，对营养不良、产后病后体虚、盗汗、遗精、妇女月经少、咽干口渴等症状都有一定的食疗作用。还适宜化疗后、糖尿病、肝硬化腹水、肺结核、慢性肾炎水肿患者食用。

禁忌：因身体虚寒，受凉引起不思饮食以及胃部冷痛、腹泻清稀、腰痛的人，还有寒性痛经、肥胖、动脉硬化、慢性肠炎的患者应少食。感冒患者不宜食用。

你常吃的几种最"脏"食物

1. 鸡肉　经过对 484 只肉用仔鸡的研究后发现，有 42% 的被弯曲杆菌感染，12% 的被沙门氏菌感染。避免方式：选择那些自由放养场养的鸡。这些鸡栖息的场所更大，一次屠宰的数量也少，所以安全性较高。

2. 碎牛肉　对汉堡包中的肉的调查后发现，其含有 53% 的产气荚膜梭菌，30% 的葡萄状球菌，12% 的李氏杆菌。避免方式：选择那些经过辐射处理的碎牛肉，一般包装上会印有经过辐射处理的标志。

3. 生蚝　生蚝含有诺罗病毒(存在于海洋中的病原体)、弯曲杆菌和弧菌，从而导致腹泻。避免方式：很简单，只要吃熟的蚝就可以了。如果你一定要吃生蚝，要仔细阅读购买建议。

4. 桃子　为了使桃子的表面看起来光滑洁净，在收获桃子的几周之前，农民会给桃子上喷洒农药。避免方式：很多商品上面会有一层蜡来保持农药的作用，所以用海绵或刷子洗掉这层蜡即可。

5. 葱　研究发现，葱里含有寄生物隐孢子虫、至贺菌和沙门氏菌。避免方式：购买冰冻的葱，因为室内的环境很容易滋生细菌。清洗的时候剥去葱的外皮。

吃西餐牢记 6 准则

1. 用一包速食麦片替代奶茶，可减少 200 卡路里的摄入量。

2. 360 毫升汽水含大约 150 卡热量，而 300 毫升矿泉水和 60 毫升 100% 纯果汁制成的混合饮料，可以将热量减少到 40 卡。

3. 完全放弃巧克力似乎很难，那么就尝试下巧克力味食品吧。这样你可以减少大约 150 卡路里的摄入量。

4. 尽量少吃水果干。一次性水杯装半杯葡萄干，热量就有 215 卡，而同样量的新鲜蓝莓只有 40 卡。

5. 用三个鸡蛋蛋白代替两个完整的鸡蛋，能在摄入更多可以抵抗饥饿的蛋白质的同时，使你减少 100 卡路里的摄入量。

6. 一杯奶昔就可能让你多摄入 500 卡路里。所以尽量少吃哦！

如何留住鱼中脑黄金

鱼类中含有的 DHA 和 EPA 能防止大脑功能的衰退和老年痴呆，所以有人将其称为脑黄金。

鱼的种类不同，DHA 和 EPA 含量差异较大。海鱼中 DHA 含量高的是乌贼和金枪鱼、松鱼、鲣鱼。马哈鱼、沙丁鱼、鲐鱼 EPA 含量丰富。不同季节的鱼，体内脂肪含量有很大变化，DHA 和 EPA 的含量也随季节有所变化。应季的鱼 DHA 和 EPA 的含量更丰富，而且味道更鲜美。

不同的烹调方法可影响鱼体内的 DHA、EPA 利用率。蒸鱼的时候，在加热过程中，脂肪会少量溶解入汤中，但蒸鱼时汤水较少，所以不饱和脂肪酸的损失较少。对于本身味道鲜美的海鱼，不妨多蒸食。

烤鱼，随着温度的升高，鱼的脂肪会溶化并流失。炖鱼的时候，鱼的脂肪也会少量溶解，因此我们可见鱼汤中会出现浮油。粗算烤鱼或炖鱼中的 DHA 和 EPA 与烹饪前相比，减少 20％左右。

炸鱼时的 DHA 和 EPA 的损失会更大些，近乎一半。这是由于在炸鱼的过程中，鱼中的脂肪会溶出到油中。所以想要多摄取

DHA 和 EPA 的方法首选是蒸，其次为炖、烤。

袋泡茶、橄榄油放半年失效

儿茶素是绿茶里主要的抗氧化成分，它具有抑制细菌和病毒生长繁殖的能力，还可以抑制癌细胞活性。美国农业部的一项大型研究测试了来自美国、韩国和日本的家庭、餐馆、商场的 8 种袋泡茶里抗氧化成分的含量变化。储藏条件是避光，室温保持在 20℃。结果发现，储藏的早期 (大概一个月内)，儿茶素的含量就有所下降，到 6 个月的时候，最高的下降率达到了 51%。

同时，意大利弗吉亚大学的安东尼拉·拜阿诺教授发现，特级初榨橄榄油在前 3 个月的储藏期里并没有太大的变化，但到了 6 个月的时候，40% 的抗氧化成分都失去了作用。

专家提醒，购物时要尽量选择那些包装较小的，出厂日期最近的。储藏这些食品的时候，要注意避光保存，保持容器的清洁。

哪些食物能令您开心

钙质：松弛神经的能手

钙质不仅是帮助骨骼及牙齿健康成长的必备营养，还有调节心跳、帮助放松绷紧的神经以及维持正常神经功能的作用。钙质其实就如我们人体的镇静剂一样。故此在日常生活中，要适量进食含丰富钙质的食物如牛奶、鸡蛋、肉类、深绿色的蔬菜等。

镁：改善低落情绪

镁质对人体神经系统及维持肌肉正常功能都非常重要，而且能促进人体新陈代谢制造蛋白质，从而更能舒缓紧张不快的情绪，令心情开朗起来。此外，镁质更是人类抵抗痛苦的必备矿物质，并能促进心肺及血管的健康。想增加镁质的吸收，不妨在日常生活中常吃柚子、柠檬、杏仁、苹果等含丰富镁质的天然食物。

锌：人体脑部督导员

锌能保持人体中细胞及酵素的正常功能，并帮助制造能稳定情绪的蛋白质，有效缩短身体内外伤口愈合的时间。含锌质的食物：脱脂奶、蛋类、啤酒酵母、瘦猪肉、小麦胚芽、蚝、香蕉等。

维生素 B 族：维持血清素平衡

维生素 B 族能令大脑内的一种物质"血清素"保持平衡状态，有助于稳定我们的情绪及神经系统。此外，维生素 B 族亦有助于身体在新陈代谢的过程中制造能提升精神的碳水化合物，这样就算面对再难过的事情，心情也不会因此而容易大起大落。

酸甜苦辣咸代表啥营养

酸 天然酸味的食物主要是水果，水果中最丰富的酸是柠檬酸和苹果酸。这些有机酸对调节体液平衡有重要作用。维生素 C 也有淡淡的酸味，而且维生素 C 在酸性的环境中更加稳定，因此许多富含维生素 C 的水果都有酸味。

甜 食物中的甜味是由各种类型的糖提供的。这些比较简单的碳水化合物是最清洁、最直接的能量来源。有些氨基酸也有甜味，如甘氨酸、丙氨酸、丝氨酸、赖氨酸、蛋氨酸、羟脯氨酸等。这些氨基酸是合成蛋白质的重要组成部分，对人体生长发育有重要作用。

苦涩 苦涩食物的味道多数是由食物中的植物化合物产生的，以多酚类物质居多。这类物质是强抗氧化剂，具有抑制冠心病、动脉粥样硬化，消除自由基、抗癌抗炎症等作用。

辣 食物中的辣味一般是由辣椒素或挥发性的硫化物提供的。辣椒素具有优秀的镇痛作用，还能提高新陈代谢，起到燃脂、减肥的功效。而大蒜、洋葱等食物中的辣味是由挥发性的硫化物产生的。这些硫化物有很强的杀菌消炎作用，可起到预防流感、促进新陈代谢等保健作用。

咸 天然带咸味的食物一般含有较多的钠离子和钾离子。钠离子和钾离子的平衡对于维持身体渗透压和神经的正常工作有重要意义。

香 有的食物天然就带有香味，这是由食物中的芳香类物质带来的。还有些食物在加热的时候会散发出香味，这是因为加热后蛋白质分解后产生的一些物质，比如核苷酸等。这些带香味的物质，能刺激胃液分泌，提高食欲。

臭　有些食物经过有益菌发酵后，蛋白质会分解为各种氨基酸，更加有利于消化，比如臭豆腐等食物。

干花茶能补充维生素吗

柠檬干、绿茶粉、莲子干、干花瓣……如今，市面上有各种袋装或罐装的花果茶。那么，干制过的花果茶与新鲜花果茶的营养价值有多大差异呢？

专家指出，经过一干一热，花果的营养价值肯定会有损失，其中损失最多的是抗氧化剂，维生素C基本所剩无几，而花青素也有相当一部分会损失。像柠檬这样以富含维生素C见长的水果干制以后，即使仍有酸味，但主要营养成分都被破坏了。另外，用陈皮这样的果皮来泡水，还可能存在其他健康隐患，最典型的是一旦喷洒农药，其中脂溶性的有毒成分是可以溶入果皮的，而果肉部分不会被污染。

红茶、绿茶同样经过干制过程，营养是否也会消失呢？专家表示，干茶叶经过烘干去除水分，从而易于保存，更茶香四溢，其营养成分比起新茶并无明显差别。而绿茶粉经过研磨的过程，只是增大了茶的浓度、易于浸泡入味，营养成分不会有明显损失。

所以，要充分发挥花果茶的保健功效，应尽量食用鲜榨汁，少食用果皮泡的花果茶。

蔬菜怎么吃　叶酸不流失

叶酸是一种水溶性的维生素，是蛋白质和核酸合成的必需因子，血红蛋白、红细胞、白细胞快速增生，氨基酸代谢，大脑中长链脂肪酸如 DNA 的代谢等都少不了它，在人体内具有不可或缺的作用。

叶酸补充有讲究

含叶酸的食物很多，但由于天然的叶酸极不稳定，易受阳光、加热的影响而发生氧化，长时间烹调可被破坏。

因此，为保持食品的营养，应该做到以下几点：

1. 煮菜时应水开后再放菜，可以防止维生素的丢失。2. 淘米时间不宜过长，不宜用力搓洗，不宜用热水淘米；米饭以焖饭、蒸饭为宜，不宜做捞饭。3. 熬粥时不宜加碱。4. 做肉菜时，最好把肉切成碎末、细丝或小薄片，急火快炒。大块肉、鱼应先放入冷水中用小火炖煮烧透。5. 不要经常吃油炸食品。

含叶酸食物

绿色蔬菜　莴苣、菠菜、西红柿、胡萝卜、青菜、龙须菜、花椰菜、油菜、小白菜、扁豆、豆荚、蘑菇等。

新鲜水果　橘子、草莓、樱桃、香蕉、柠檬、桃子、李、杏、杨梅、海棠、酸枣、山楂、石榴、葡萄、猕猴桃、梨、胡桃等。

动物食品　动物的肝脏、肾脏、禽肉及蛋类，如猪肝、鸡肉、牛肉、羊肉等。

豆类、坚果类食品　黄豆、豆制品、核桃、腰果、栗子、杏仁、松子等。

谷物类　大麦、米糠、小麦胚芽、糙米等。

吃鸭能防苦夏

一年四季中，鸭肉特别适合夏季食用，这是因为鸭肉不仅富含蛋白质，可及时补充高温带来的体力消耗，而且鸭属水禽，性凉，对于苦夏患者来说，鸭肉是动物蛋白的优质来源。不同部位的鸭肉，吃法也不同。

鸭头和鸭下巴肉少，骨头多，常用来卤制、酱汁。鸭头也可香烤、辣炒。养殖鸭的鸭脑中可能储存对人体有害的重金属，所以鸭脑不宜多吃。

鸭脖、鸭翅都是做凉菜的好材料。鸭脖和鸭翅肉质细嫩，骨头比较多，适合卤、酱等方法烹调，如水晶鸭翅、辣鸭脖等都是有名的凉菜。

鸭脯肉所含脂肪很少，纤维较为松散，肉质鲜嫩，适合爆炒，以便于保持嫩滑的口感，如爆炒鸭片、酱爆鸭片、辣爆鸭片等。

鸭腿肉肌肉比较结实，脂肪很少，可以将鸭肉剔下来，切成丁，做酱爆鸭丁、油爆鸭丁等。

鸭掌是鸭子的运动器官，含脂肪非常少，胶原蛋白的含量丰富。女性多吃可保护皮肤弹性，延缓皮肤衰老。

鸭心含丰富的动物血红素铁，具有补血健体的作用。

鸭胗具有健脾养胃的作用，鸭胗一般用来爆炒。

鸭肝含有丰富的维生素 A，能保护视力。鸭肝常用来卤制和酱汁。

鸭血爽滑可口，适合做汤，鸭血含较高的蛋白质，几乎不含脂肪，动物血红素铁含量丰富，胆固醇含量却很低。

老人小孩宜吃荞麦面

荞麦面是一种灰黑的面粉，营养价值很高。荞麦的蛋白质比大米和面粉都高，尤其是成长过程中的儿童，更适合吃一些荞麦面，因为它饱含赖氨酸和精氨酸，有助于孩子的成长。

荞麦面条最适合的搭配就是用肉末和黄瓜一起凉拌，荞麦面性凉，容易伤胃，所以在做的时候一定要泡的时间长一些，直到泡软，口感更好，也更容易消化。黄瓜可以让荞麦面更清爽不容易腻，而肉末最好采用羊肉末，羊肉温暖养胃，和荞麦是很好的搭配。

除了小孩子，老年人也很适合吃荞麦面，偶尔吃一吃荞麦面条，有助于老年人减血脂、降血压。但是，荞麦面条虽然好吃，并不适合早餐和晚餐，它不容易消化，容易让胃部受损，每次不应食用过多。

与反季蔬果和平共处

按照中国的一种传统说法，"不时不食"，也就是说，食物得天地物候之气，它的性质与气候环境的变化是密切相关的。如果不是应季的食物，它就没有那个季节的特性，那么它的营养价值就会因此改变。因此，古人提倡吃应季的食物。

但是，每当北方的寒冷冬季来临，从11月到次年4月之间，几乎没有什么办法种植"应季"的蔬菜和水果。也就是说，如果我们一定要吃"应季"食物的话，有5个月的时间，只能吃豆芽之类的芽菜，而且几乎没有任何新鲜水果。这就是所谓只有"应季食品"的生活。未见得多么健康、多么幸福吧？

其实，现在很多反季节的蔬菜水果，并不一定是大棚的产品，其中也有来自南方的产品，甚至是来自国外的产品。比如说，在海南，一年四季都可以生产蔬菜水果。

那么，我们如何与反季节蔬菜水果和平共处呢？

1. 无论什么季节，吃蔬菜水果，总比不吃要好。大部分水果和蔬菜在5~10月之间成熟，所以这时候可以多吃一些。但这并不是说，冬天就干脆不吃新鲜蔬菜水果。就算营养价值低一些，总比一点没有要好。

2. 如果有可能的话，优先选择应季的农产品，不必追求那些不合时宜的水果，不妨等到它们出产的季节再吃。比如说，春天不必一定要吃西瓜，最好等到 7 月再大快朵颐。

3. 如果有可能的话，优先选择本地出产的农产品。本地产品不仅成熟度好，营养价值损失小，而且不需要用保鲜剂处理，污染较小，运输费用、包装费用、冷藏费用等也较低。

4. 尽管皮的营养价值较高，但吃长途跋涉而来的洋水果，或者表皮特别光艳美丽的水果，一定要注意削皮。它们不仅肯定打了蜡，而且极可能经过保鲜剂处理。

5. 多多了解自然，知道食物自然成熟的季节，知道它们本来的正常味道是什么样。

吃奶茶里的"珍珠"等于吃塑料

一杯珍珠奶茶的热量在 250 ~ 300 卡，喝一杯珍珠奶茶约等于吃下了半斤米饭。营养专家指出，珍珠奶茶没有任何益处，甚至可以说全是害处。

此外，珍珠奶茶最大的危害并非奶茶，而是里面的珍珠粉圆。大多数人只知道它是以木薯淀粉为主原料，但实际上，木薯淀粉的弹性根本做不到这么好。正常的方法是在其中加入小麦蛋白，

272

但一些不法厂家为了节省成本，就用人工合成的高分子材料添加进去，以得到较好的弹性。高分子材料说白了就是塑料，这样的成分不可能被人体吸收，长期食用必然影响健康。

油的天敌：空气和阳光

对于不常做饭的家庭，一大桶 5L 的食用油打开后可能放置三四个月才能吃完，就算天天炒菜，一桶油也几乎一个多月才能吃完。看上去并没有超过商标上的食用期限，但如果储存不当，实际上放一周就已经过期了。

开了封的油脂特别不耐存，因为油脂容易被氧化，氧化后脂肪酸败，味道变酸，影响炒菜口感。更严重的是，油脂氧化后营养价值降低，毁掉不饱和脂肪酸（好脂肪），长期食用还会因为产生大量自由基而促进人体的衰老，甚至会增加慢性疾病的风险。

食用油开盖后，空气中的氧气进入油桶，即使拧上盖子也已经失去密封状态，储藏三个月之后，它们的过氧化值就会超过国家标准；如果把油倒在开口的容器中，这个时间只需要一周；再如果，你习惯把油放在阳光能照到的地方，它变质的速度会加快20 ~ 30 倍。

桑葚可以安神养颜

新鲜的桑葚已经上市，桑葚可以开胃、润肠，还能安神，桑葚的果实中含有丰富的维生素和有机酸，还含有丰富的活性蛋白。所以，经常食用桑葚可以促进胃液分泌，刺激肠蠕动，同时可以帮助提高睡眠质量，是老少皆宜的佳品。对于爱美的女性而言，桑葚的养血功效可以帮助抗衰老，滋养皮肤，让脸色红润。

不喜欢桑葚酸味的朋友，可以把洗净的桑葚蒸熟了，在蜂蜜中浸泡三天后，每天酌量吃一点，对缓解神经衰弱有一定的帮助作用。

买桑葚时尽量挑选呈黑紫色的，由于桑葚表皮很薄，得轻拿轻放。买来的桑葚可用清水浸泡一会儿，冲洗干净直接食用。

慎喝矿物质水

中国品牌研究院发布的《矿物质水风险评估报告》认为其添加矿物液隐藏不为人知的安全风险。专家建议，消费者应慎饮矿物质水，更多选择饮用天然矿泉水。但许多消费者不知道矿物质水的构成，并分不清矿物质水和矿泉水的区别。

据介绍，天然矿泉水，是指从地下深处自然涌出的或经人工发掘的、未受污染的地下矿水，它含有一定量的矿物质、微量元素。天然矿泉水的矿物质、微量元素等成分的含量稳定，一般以离子状态存在，容易被人体所吸收。长期饮用矿泉水，对人体确有较明显的营养保健作用。

矿物质水是在纯净水的基础上，加入食品添加剂而成，成品水有的具有少量沉淀物、颜色，浊度一般大于天然矿泉水，也有人称它为仿矿泉水。由于没有国家标准，不同企业生产的矿物质水的矿物质种类和含量都不同。有的甚至直接在水中加化学试剂，也有的使用来路不明的矿物质浓缩液，这些添加物质的安全性和有效性都没有进行过论证，含量的多少无科学依据。

一些微量元素有害与有益浓度之间的界限指标靠人为加入是十分难把握的。例如：硒含量为0.01～0.05毫克／升可防癌、抗癌，增强人体免疫功能，但含量大于0.05毫克／升时则会造成硒中毒。碘化物含量为0.2～0.5毫克／升对人体有益，但含量大于0.5毫克／升时则会引发碘中毒，不利于人体健康。

这些种子有毒

樱桃是很常见的水果，可用于烹调、酿酒或者生吃。它们与李子、杏和桃子来自同一家族。所有这些水果的叶子和种子中都含有极高的有毒化合物。樱桃的种子被压碎，咀嚼，或者只是轻微的破损，它们都会生成氢氰酸。吃樱桃一定记得不要吮吸或者嚼樱桃种子。苹果种子，也是含氰化物的，但是，量要比前几种少得多。

杏仁也是这一家族的成员，但加热可去除杏仁毒性，所以，现在人们买到的杏仁都是经过加热去除毒性和细菌的，所以可以放心食用。

有些蔬菜不宜生吃

一、十字花科蔬菜　十字花科蔬菜如西蓝花、菜花等，这些富含营养的蔬菜焯过后口感更好，其中丰富的纤维素也更容易消化。

二、含草酸较多的蔬菜　含草酸较多的蔬菜如菠菜、竹笋、茭白等，草酸在肠道内会与钙结合成难吸收的草酸钙，干扰人体对钙的吸收。因此，凉拌前一定要用开水焯一下，除去其中大部分草酸。

三、芥菜类蔬菜　芥菜类蔬菜如大头菜等，它们含有一种叫硫代葡萄糖苷的物质，经水解后能产生挥发性芥子油，具有促进消化吸收的作用。

四、马齿苋等野菜　马齿苋等野菜，需要焯一下彻底去除尘土和小虫，防止过敏。

此外，莴苣、荸荠等生吃之前也最好先削皮、洗净，用开水焯一下再吃，这样更卫生，也不会影响口感和营养含量。

科学食用牛肉

水牛肉降糖、黄牛肉补气。水牛肉性偏凉，不会导致发热"上火"，对于有湿疹、过敏和其他皮肤病的人尤其适合。此外，水牛肉对治疗糖尿病有奇效，所以，血糖高的人也不妨多吃点水牛肉。相比起来，黄牛肉补气血、强筋骨的作用更强，非常适合有骨质疏松的中老年人。还有，平时有体虚乏力等气虚症状的人，也可以多吃黄牛肉。但是因其性偏热，口舌生疮、容易过敏的人最好别吃。

吃牛肉，搭配有讲究。从食疗的角度来说，牛肉与不同的食材搭配就有不同的功效。比如说牛肉配番茄，就是最佳的补血养颜、美容护肤食品；牛肉配鹿肉，补肾效果最佳，非常适合用脑过度、早衰的人；牛肉单吃或配熟地、枸杞子、桑葚等，能够改善肾虚引起的脱发；配合黄芪，补气效果最好；配合山药能强健骨骼；配合天麻可以降压，配合虫草可以提高免疫力等。

牛筋也是好"补品"。牛筋可以强筋健骨，特别适合于腰腿疼痛的老年人或骨折后的病人。可以搭配杜仲一起炖着吃，对于手脚麻木、腰腿疼痛有非常好的食疗作用。

饮食安全六原则

当你身体状况不佳时，可以遵循这六条原则，它会帮你排除很多不适。

天然、原态食物的安全性最高。天然指不是人工养殖、不是人工种植的，比如深海里的鱼，还有山上挖来的菜，养鸡一般指散养的，指相对于现代工业化而言的天然，并不是指绝对的天然。

原态就是说没有任何添加成分。拿花生来说，自己加工，煮的也好，油炸的也好，还叫原态的，但是市场里卖的花生小食品或者油炸花生就不叫原态了，因为里头已经有了添加的成分。

从加工的方式来讲，蒸、煮、炖是最佳的办法。因为蒸、煮、炖首先不是超高温的，有些食品在过高温的情况下会产生有害物质，营养会被破坏，而蒸、煮、炖一般温度都在100℃以内，能够使食品安全性相对高一些。

调味品越简单，危害风险越小。用优质的肉类来烹饪几乎不用加任何调料，直接水煮或烧烤，只加点盐，就会很香，说明本身的鲜度足够，没有变质问题，没有添加剂的问题。添加调料越多的时候，往往是怕食品风味不佳，代表了该食品可能本身新鲜度不高，或者意味着它已经有些腐败了。

还有大家可能忽视的，就是调料本身的安全性也有很大问题。

加工环节越少，贮存时间越短，危害风险越小。每增加一个加工环节就会增加很多添加有害物质的机会。

食物的原料种类越少，危害风险越小。以馒头和包子来对比，馒头只有面的问题，可能面里有增白剂的问题；可是包子除了面，还有肉馅儿的问题。除此之外，还有油、调料的风险，如果生产厂家特别追求利润的话，原料越多危害越大。

越是稀奇的食物，潜在危害风险越大。一般来说，稀奇的食物价格是比较贵的，价格贵就意味着即使坏了一点也肯定舍不得扔，如果是两个土豆，烂一点肯定就扔掉了。如果是鲍鱼，生产加工者会用很多办法让食用者看不出来它是变质的。

另外，有些稀奇的东西不一定好吃，在给你调到好吃的过程中会使用很多手段，有些手段实际上会提高不安全的风险。

春天多吃抗菌蔬菜

"抗菌蔬菜"是指具有杀菌作用的蔬菜，这些蔬菜中含有丰富的广谱杀菌素，对各种球菌、杆菌、真菌等都有杀灭和抑制作用。

大蒜　　大蒜中所含的主要抗菌成分——大蒜素可以有效地杀灭致病菌。大蒜的理想吃法就是生吃，每天吃几瓣捣碎后的大蒜，可以有效地防止急性痢疾和肠炎的发生，还能健脑益智。但是，每天吃一瓣生蒜比较合适，熟蒜吃个两三瓣也就够了，多吃并无益处。需要注意的是，消化功能不佳的人宜少吃蒜。

洋葱　洋葱中的植物杀菌素除具有刺激食欲、帮助消化作用外，又有祛痰、利尿、发汗、预防感冒的作用。洋葱也被推崇为多功能的降脂降压抗癌食品。但是，洋葱如果烧得太熟了，营养就大打折扣，所以建议生吃，但注意不要空腹吃，可以在午餐或是晚餐时佐餐吃，也可配上彩椒拌沙拉吃。一次不要吃太多，1两左右就可以了。

韭菜　韭菜中具有挥发性的硫代丙烯，具香辛味，可增进食欲，还有散瘀、活血、解毒等功效。韭菜对绿脓杆菌、痢疾、伤寒、大肠杆菌和金黄色葡萄球菌有抑制作用。烹饪韭菜宜大火快炒。

蒜苗　蒜苗含有辣素，其杀菌能力可达到青霉素的十分之一，对病原菌和寄生虫都有良好的杀灭作用，可以起到预防流感、防止伤口感染和驱虫的功效。食用蒜苗时不宜烹制得过烂，以免辣素被破坏，杀菌作用降低。

春天常把豆腐吃

春天的饮食宜清淡，豆腐营养丰富又不肥腻，正是春季的养生良品。而且豆腐具有益气、补虚等多方面的功能，常吃豆腐可以保护肝脏，增加免疫力并且还有解毒作用。现介绍几种豆腐的制作方法：

焖制　把切成块的豆腐煎至表皮稍硬、色泽金黄，然后炒香蒜茸、姜丝、菇丝、肉丝，加进汤水和调料，放进豆腐略焖，即为芳香味浓的红烧豆腐。

蒸制　将切成扁长方块的豆腐、薄火腿片、冬菇片在碟上排上二三行，用中火蒸八分钟，伴以熟青菜，撒上葱花、胡椒粉，浇上热油，淋上生抽等调味料，便是造型美观、味道鲜美的"麒麟豆腐"。

炸制　豆腐切成方块或菱形块，裹上干淀粉，放进热油中炸至表皮酥脆，浇上芡汁就可以制成各式脆皮豆腐菜式。

煲制　经过初步熟处理（炸、煎或飞水）的豆腐放在砂锅内，加入虾米、冬菇、鲜鱿、虾球、汤水、调料，制成海鲜豆腐煲。

当心面包发黏

平常吃的面包常会添加一些糖、果料、奶油、蛋黄酱等，吃起来软软的，很受欢迎。由于它水分含量高，特别是有的夹入了糖心、果酱等，食用时就算面包里面有点发黏也易被我们忽视掉。其实您要注意观察，面包特别是面包心发黏很可能是由细菌引起的，这类细菌就是马铃薯杆菌（又称丝状黏质菌）。这是由于马铃薯杆菌孢子的耐热性很强，可耐140℃的高温，而面包在烘焙时，瓤心的温度往往在100℃以下，如果加工时感染上这种细菌，它的部分孢子就能被保留下来，当面包瓤心的水分在40%以上时，只要温度适合，这些孢子就会繁殖增长，人食用后，易出现发热、呕吐、腹泻等症状。由于这种细菌喜欢温暖潮湿的环境，因此天气转暖了，更要注意面包的存放，避光低温；食用时注意观察面包心有无发黏现象。

别用豆浆机熬粥

豆浆机熬米糊、五谷粥非常方便，殊不知这种做法尽管方便，但对糖友而言，豆浆机熬出的粥不利于血糖的控制。

用豆浆机熬粥时，谷物经打碎后，本来的物理结构被破坏，各个部分均匀受热，所以熟得很快。豆浆机打出的米糊不需要人体再对它们进行物理消化，其中的淀粉会直接在消化酶的作用下分解成葡萄糖，消化吸收的速度会大大加快，而最终的结果会造成血糖快速升高，粥类的血糖生成指数本来就高，这样无疑是火上浇油。

洋葱最宜配牛肉

洋葱有一种辛辣香气，在烹制牛肉时放一些，可以去除膻腥，增加菜肴的美味——洋葱本身的香味，相比较葱、姜、蒜，和牛肉也更"合拍"。洋葱的营养非常丰富，它含有胡萝卜素、维生素C、维生素E、B族维生素和钙、镁、锌、硒等矿物质，它还含有一种特殊的营养——前列腺素 A，可扩张血管、降低血液黏度，从而达到预防血栓形成、降低血压的目的。且在肉中，牛肉属于脂肪含量较低的种类，配上洋葱，还可以额外补充维生素和膳食纤维。所以，洋葱配牛肉应该成为高血压、高血脂患者餐桌上的常客。

洋葱虽营养价值高，对人体有一定的保健作用，但由于它进入肠胃后容易产生挥发性气体，导致胀气，因此洋葱应少量多次食用。从吃法上来说，洋葱烹炒、炖焖、煎炸均可，但以生吃为佳，既可吃到它特有的辛辣味，又能减少营养损失。现介绍两种食用方法：

1.洋葱炒牛肉：牛肉 4 两切片，加淀粉、料酒、酱油调匀，洋葱 4 两、青椒 1 个择洗干净切片。炒锅中加油，油热后放入牛肉片翻炒熟后取出；再放少量油，烹炒洋葱、青椒，最后倒入牛肉片炒匀后，加盐和味精调味即可。

2.拌葱头：洋葱半斤、青红椒各一个，择洗干净、切丝或丁。加入酱油、醋、香油、少量盐和白糖拌匀，即可食用。

黑巧克力营养价值高

巧克力的主要健康作用在于其中含有的可可粉成分，可可粉中含有丰富的多酚类物质，具有降低血压、控制血脂、降低血液凝固性等作用，多酚类物质的特点是口感偏苦涩。

通常褐色的巧克力都含有一定的可可粉成分，含量在30%左右。一般来说，巧克力越黑，可可粉含量就越高，多酚类物质也就越多。所以那种苦涩味明显的黑巧克力才是最具健康作用的巧克力。

白巧克力特指完全不含可可粉的巧克力，通常以糖、可可脂、牛奶作为主要原料，因为不含带有苦味的可可粉成分，所以味道更为香甜。但也正因为没有可可粉成分，也就没有了存在于可可粉中宝贵的多酚类物质，所以白巧克力对心血管健康完全没有益处。

此外，巧克力中的糖会降低可可粉的健康作用，所以如果真的想得到巧克力的健康功效，还是应该购买甜味淡、苦味浓的黑巧克力。

高压锅煮粥　营养不流失

高压烹调和常压烹调的三大差异：一是温度高，由于压力提高，沸点随之提高，在108℃~120℃之间；二是由于压力高，烹调速度快，烹调时间缩短了2/3；三是密闭，排气之后不再与外界空气接触，处在一定的真空状态。这三大特点，使得高压烹调在保存营养素方面存在着一定的优势。

我们再来看食物，食物中所含的营养素有很多种，它们的"脾气"都不一样。用来煮粥的粮食和豆类中主要含有的矿物质、膳食纤维和蛋白质都不怕煮，B 族维生素和类黄酮等抗氧化成分的损失因温度升高增加了，但同时又因煮的时间缩短而减少了，这样总体的损失是接近的。如果再算上由于高压锅密闭状态下接触氧气减少，对于保留抗氧化成分非常有利。

如果想更多地得到杂粮粥当中的防病、健身好处，用高压锅来烹调最好。既方便，又美味；既不增加营养素的损失，又能更好地保留抗氧化成分。

豆腐的科学吃法

豆腐配鱼，营养富裕　豆腐蛋氨酸含量较少，而鱼类含量非常丰富；鱼类苯丙氨酸含量比较少，而豆腐中则含量较高。这样两者合起来吃，可以取长补短。由于豆腐含钙量较多，而鱼中富含维生素 D，两者合吃，借助鱼体内维生素 D 的作用，可使人体对钙的吸收率提高很多倍。因此，特别适合中老年人、青少年、孕妇食用。

豆腐配肉蛋，营养高一半　豆腐虽含有丰富的蛋白质，但缺少一种人体必需的氨基酸——蛋氨酸。如果单独烧菜，蛋白质的利用率则很低。如果将豆腐和其他的肉类、蛋类食物搭配在一起，可以提高豆腐中蛋白质的营养利用率。

豆腐配海带，加碘又补钙　豆腐中含有多种皂角苷，能阻止过氧化脂质的产生，抑制脂肪吸收，促进脂肪分解；但皂角苷又可促进碘的排泄，容易引起碘的缺乏，海带含碘丰富，将豆腐与海带一起烹调，是十分合理的搭配。

豆腐配萝卜，身体不受挫　豆腐属植物蛋白，多食会引起消化不良。萝卜，特别是白萝卜的消化功能强，若与豆腐拌食，有利于豆腐的吸收，人也就不会受消化不良的困扰。

零食的保健功能

葵花子（养颜）　葵花子含有蛋白质、脂肪、多种维生素和矿物质，其中亚油酸的含量尤为丰富。亚油酸有助于保持皮肤细嫩，防止皮肤干燥和生成色斑。

花生（能防皮肤病）　花生中富含维生素 B_2，因此有意多吃些花生，不仅能补充日常膳食中维生素 B_2 之不足，而且有助于防治唇裂、眼睛发红发痒、脂溢性皮炎等多种疾病。

核桃（可秀甲）　核桃中含有丰富的生长素，能使指甲坚固不易开裂。同时核桃中富含植物蛋白，能促进指甲的生长。常吃核桃，有助于指甲的秀韧。

奶酪（固齿）　奶酪是钙的"富矿"，可使牙齿坚固。营养学家通过研究表明，一个成年人每天吃 150 克奶酪，有助于达到人老牙不老的目标。

南瓜子和开心果（健脑）　南瓜子和开心果富含不饱和脂肪酸、胡萝卜素、过氧化物以及酶等物质，适当食用能保证大脑血流量，令人精神抖擞、容光焕发。

奶糖（润肤）奶糖含糖、钙，适当进食能补充大脑能量，令人神爽，皮肤润泽。

巧克力（怡情）巧克力有使人心情愉悦及美容的作用，能产生如谈情说爱时一样的体内反应物质。

芝麻糊（乌发）芝麻糊有乌发、润发、养血之功，对症吃可防治白发、脱发，令人头发乌亮秀美。

葡萄干（补血）有益气、补血、悦颜之功。

薄荷糖（润喉）能润喉咙、除口臭、散火气，令人神清喉爽。

吃饭不宜配可乐

现在许多孩子吃饭时有喝可乐的习惯，但其实这是很不好的。可乐是一种碳酸气饮料，其成分并不复杂，一般90%以上是水，还含有白砂糖、焦糖色、磷酸、香料（如可乐果等，含咖啡因），并加入了碳酸气（二氧化碳）。100毫升可乐含热量180千焦，碳水化合物11克，不含蛋白质、脂肪、维生素和矿物质。因此，从营养角度来看，除了水，可乐基本不具有营养价值。相反，可乐中的一些风味成分，在一定情况下可对人体健康造成损害，如过量的二氧化碳、磷酸、咖啡因等，甚至可乐中含有的热量也被认为是儿童肥胖的"帮凶"。

在餐前或就餐时大量饮用可乐，会影响其他食物的摄入量，减少身体营养的供给。如果在正常饮食后再喝大量可乐，会增加额外热量的摄入。500 毫升可乐可提供 900 千焦的热量，相当于 64 克大米或 25 克油提供的能量。喝一瓶可乐显然比吃 50 克米（约 2 两饭）容易得多。因此，可乐的大量消耗是很多儿童、青少年肥胖的重要原因之一。

吃沙糖橘一天别超过 10 个

沙糖橘口感蜜味清香，富含糖、维生素等多种营养成分，但从营养学角度来说，沙糖橘甜度较高，须控制食量，一般成年人一天不要超过 10 个，糖尿病患者应慎食。

金花菜蔬菜中含硒第一

金花菜是在南方地区每年冬季至次年三月盛产的时令蔬菜，它含有丰富的 B 族维生素、钾、钙和铁元素以及植物皂素等，尤其是硒含量，在所有蔬菜中名列第一。多吃凉拌金花菜或用它来煮汤，有助于提高抵抗力、清热健脾胃，还能降低胆固醇。

宝宝发烧喝点金橘汁

如果您不想给孩子胡乱喂退烧药的话，喝一点金橘浓汁也很不错。制作方法非常简单，可取2只金橘、3杯水放在锅中煮一会儿，再放入半杯红糖，换小火煎，直至金橘的皮熟透，用漏勺倒出熬好的浓汁即可。这种浓汁散热效果明显，可根据宝宝年龄大小，服用几小匙至一小杯不等。

美味良药数洋葱

降血脂。实验表明，给正常人食牛油100克，血液中胆固醇和甘油三酯会立即上升；若同时吃洋葱50克，则血脂没有升高的情况。故常吃洋葱可降血脂。食疗验方：甲鱼1只，剖腹去内杂，洗净切块，放砂锅内加水炖至八成熟，加洗净切成片的洋葱适量，调入作料续炖至熟，高脂血症者食之颇宜。

降血压。药物研究发现，洋葱是当前所知唯一含前列素A的植物，还含能激活血溶纤维蛋白活性的成分。此两者均为较强的血管舒张剂，可减少外周血管和心脏冠状动脉的阻力，对抗人体内儿茶酚胺等升高血压物质的作用。高血压者常食之，对稳定血压有帮助。食疗验方：洋葱、蚌肉各适量，分别洗净切丝，先将蚌肉丝放热油锅内炒至稍熟，再加洋葱及调料炒熟佐餐。此菜清热化痰、补肾降压，可调治阴阳两虚所致高血压。

降血糖。洋葱还含类似降血糖药物"甲磺丁脲"物质，能选择性作用于胰岛－B 细胞，促进胰岛素分泌，恢复其代偿功能。食疗验方：洋葱、牛肉各适量，分别洗净切丝，如常法加调料炒熟佐餐。此菜补虚益气，降低血糖，可调治阴阳两虚所致糖尿病。

抗癌症。生物学和免疫学研究发现，洋葱所含栎皮黄素是目前所知最有效的天然抗癌物质之一，可抑制多种致癌物质的活性。食疗验方：洋葱、水发海带等量，分别洗净切丝，放沸水内烫后捞起，加酱油、味精、麻油、香醋，拌匀佐餐。此菜是一道理想的抗癌菜肴，适用于多种癌症患者服食。

但应注意，瘙痒症、急性眼疾充血者忌食，阴虚火旺及眩晕之人慎用。

进食数量与保健

食品的保健功能多种多样，进食的数量并非多多益善，为此需要掌握食用量。

1 杯橘汁防胃癌　橘汁中含有一种名为"诺米林"的物质，具有杀死癌细胞的能力，对胃癌功效尤显，每日饮用 1 小杯即可。

1 杯红葡萄酒降胆固醇　德国和美国的研究发现，葡萄酒中含有一种叫"藜芦醇"的物质。因此专家认为，每日饮1小杯红葡萄酒有益心脏。

2～3个土豆防中风　土豆即马铃薯，含有丰富的钾，每天坚持吃2～3个，可令中风机会减少40%。

2～3杯酸牛奶降胆固醇　酸牛奶中乳酸菌的作用，可减少胆固醇的吸收。临床观察证实，每日喝2～3杯酸牛奶1个月，血清胆固醇可明显下降。

20克豆类蛋白防心脏病　豆类蛋白质不仅可使总胆固醇量下降，还可在不影响具有保护心血管作用的高密度脂蛋白的情况下，选择性地降低低密度脂蛋白，防止高胆固醇引发的心脏病。

60克燕麦片降胆固醇　每天喝1大碗燕麦粥（约60克燕麦片），1个月后可使胆固醇下降9%。

100克胡萝卜抗衰老　胡萝卜含有丰富的 β - 胡萝卜素，可清除人体内衰老物质——自由基，从而延缓生命衰老过程。每天食用100克左右即可奏效。

100～150克生萝卜防肿瘤　萝卜中含有较多的抗肿瘤活性物质，能刺激细胞产生"干扰素诱发剂"，其有效成分为双链核糖核酸（dsRNA）。每日或隔日细嚼生萝卜100～150克，可显著抑制食道癌、胃癌、鼻咽癌、子宫颈癌等多种肿瘤的发生。

250克猪血防脑血管症　医学专家推荐，心脏血管病变、糖尿病患者，每天用猪血250克烧汤食用，1～2个月以后，病情均有好转。

500克白菜防乳腺癌　大白菜中有种约含1%的化学物质，

能帮助分解与乳腺癌相关的雌激素，达到防癌目的。

肾不好　少吃鱼

　　鱼肉营养丰富，但是并非所有人都适合吃鱼，以下三类人群不适宜吃鱼。

体质过敏者最好不吃鱼

　　体质过敏者，特别是曾经发生因吃鱼虾类食物引起过皮肤过敏性症状的人士，不宜吃鱼。鱼类中蛋白在进入人体后会作为一种过敏原刺激机体产生抗体，释放出过敏物质，一般人可以承受而没有过敏现象，但对于过敏体质的人，则会诱发一系列过敏反应。轻者如皮疹、湿疹，重者出现过敏性哮喘等。放置过久不新鲜的鱼更会诱发过敏，应特别注意。

痛风病人急性期不要吃鱼

　　鱼、虾、贝类食物含有较高的嘌呤物质，而痛风病人则是由于人体内的嘌呤代谢失常而引起的。痛风病人急性期不要吃鱼，而慢性期间可以限量、少量吃鱼，但沙丁鱼、凤尾鱼、带鱼、白鲳鱼等应禁食。

严重肝、肾功能损害者应限量吃鱼

　　鱼、虾、贝类食物含有较高的蛋白质，过多摄入会加重肝、肾的负担，因此，严重肝、肾功能损害者应在营养医师的指导下，限量吃鱼。

"无癌国"居民喜食荞麦

地处南太平洋的斐济，迄今为止没有发现癌症患者，而且人均寿命长，因此被称为"无癌国"和"长寿国"。

有医学人士研究后认为，斐济成为"无癌国"与当地人喜吃荞麦有关。荞麦中含有某种 B 族维生素以及微量元素硒，具有抗癌作用。荞麦中还含有丰富的荞麦碱、芦丁、烟酸、亚油酸和多种维生素及铁、锌、钙等，这些都不是一般"细粮"所具备的，所以荞麦对高血压、高血脂、高血糖、动脉硬化引起的心脑血管病有保健价值。

斐济人傍海而居，日常饮食自然少不了海产品，尤其是新鲜的鱼、虾、贝类等。专家们表示，海洋是一切生物的故乡，海水中有毒元素的含量很低，海洋性食物最有利于满足人体对各种必需元素的需要。近年的环境调查也表明，沿海地区的居民由于大量吃海产品，男性居民很少得肺癌，冠心病和糖尿病的发病率也很低。

酒掺可乐，酒劲更猛

每逢佳节，大小宴席不断，冷不防饮酒过量，胃里返酸、呕吐、头晕的大有人在。那我们最好了解一下吃什么东西能够和酒精结合，延缓它被血液吸收；什么能加速人体对酒精的吸收。

酒精缓解剂

饮酒前一杯酸奶　奶类饮料可以使蛋白凝固，缓解酒精在胃内吸收。尤其是酸奶，质黏稠，含有植物胶增稠剂，在胃中停留时间较长。乳饮料虽然营养价值远不如牛奶和酸奶，但是其中含有增稠剂，也有一定保护胃黏膜的作用。

喝水喝汤稀释酒精　喝了酒之后，马上再喝点乳类饮料、大量喝水、饮热汤。一来可以稀释酒精浓度；二来多喝水能加速排尿，把酒精从尿液中排泄出去。

维生素 B 片加速酒精代谢　喝酒前还可以提前吃两粒复合维生素 B 片，酒精在肝脏中的代谢需要它们的帮助。

吃点米饭和水果　淀粉类（米饭、馒头、豆类）食物的大分子能和酒精发生结合，也能延缓酒精的吸收。而蔬果中的果胶可以延缓酒精成分吸收，而且水分也较大，能帮助稀释酒精。

酒精加速剂

有气饮料＋酒精吸收速度快　红酒里边掺雪碧、可乐，不少人以为这样能减低酒精浓度。这是错误的做法。充气饮料中的某些成分会加快身体吸收酒精。

大口喝酒加速吸收　喝酒的速度宜慢不宜快，饮酒快，则血液中乙醇浓度升高得也快，很快就会出现醉酒状态；若慢慢饮入，体内可有充分的时间把乙醇分解掉，不易喝醉。

节日出门备点甜杏仁

节日期间准备外出的人在旅行袋里不妨备点甜杏仁。

冬天是呼吸道疾病的高发季节，如果加上旅途的劳累、寒冷的刺激，就会导致感冒咳嗽等情况，此时，不妨吃点甜杏仁。中医认为，甜杏仁具有润肺定喘、止咳化痰的功效。

外出旅行，饮食不规律，运动消耗水分等原因，容易造成大便干燥，尤其是老年人更明显。甜杏仁所含的维生素 E 能润肠通便。

旅途中大家心情非常好，看到美景、奇观会激动，对于心脏不好的朋友可就危险了。甜杏仁中维生素 E、单不饱和脂肪的共同作用能够有效降低心脏病的发病。

冬季皮肤本身就很干燥，加上旅途中冷风的刺激，就会显得更严重，而甜杏仁含有丰富的亚油酸，具有营养和滋润皮肤的作用。

榛子山药饮"醒"胃

长期伏案学习，或者整天面对电脑工作的人，时常因为用脑过度导致茶饭不思。所以，脑力消耗大的朋友很适合喝点榛子山药饮，因为它可以把疲劳的胃肠叫醒，让身体重新恢复活力。

一般来说，榛子这样的坚果含有很高的脂肪，不太好消化，所以不宜多吃，而榛子山药饮是用榛子煎汁，而且搭配助消化的陈皮和山药，因此更利于消化和吸收。具体的做法很简单：用榛子60克去壳，山药50克去皮切块备用。党参12克，陈皮10克，加水500克文火煮30分钟，去渣取汁，用药汁煮榛子肉和山药块，小火熬熟后就可以服用了。其中榛子性平，既能开胃又可滋养气血，还可以明目，而山药和陈皮可以健脾，党参能补气，食少疲乏的人群长期服用能强身健体，提高记忆力。

七菜粥养胃清肠

专家认为，粥一直被看作养胃清肠的好食品，大家在新年大吃大喝几天之后，喝上一碗七菜粥能有效恢复和调整肠胃功能。

所谓七菜粥，是因为粥中含有七种蔬菜，流行于中国南方和日本。至于到底是哪七种蔬菜，不同的地方有不同的说法，比较公认的有菠菜、芹菜、芫荽、芥菜、韭菜、葱、蒜这几种。

七菜粥含有丰富的维生素和微量元素，有健胃消食的功效。菠菜含铁，芹菜能清热、降血脂，芫荽可发汗，芥菜能祛痰，而韭菜可以温肾助阳，葱则具有健胃杀菌的作用，大蒜还可促进胃液分泌。看似平常的七菜粥，其营养功效不容小觑。

七菜粥的做法：先将米洗净放入砂锅中，再加入适量的水用小火煮三四十分钟。将适量的七菜洗净切碎，在粥即将煮好前5分钟左右把七菜放入锅中，并加入少量的盐。粥做成后，盛到碗里，在粥上撒上一些黑白芝麻即可食用。

喝碗醒酒汤　过个不醉年

胃痛、烧心甚至剧烈呕吐　乙醇在消化道内不需要消化即可吸收，一般在胃中吸收20%，酒精能直接破坏胃黏膜屏障，引起胃黏膜充血、水肿、糜烂等，因此酒精对胃黏膜的危害很大。解救方法是用冬虫夏草5克、百合40克、鸭肉200克。先将鸭肉炖30分钟，然后加入冬虫夏草和百合再炖20分钟，调味后喝汤并食虫草和鸭肉。

右上腹部的肝胆区疼痛　大约有80%的酒精在肝脏内分解，长期大量饮酒对肝细胞的损伤很大。解救方法是用黑芝麻、赤豆、花生各一份，先将赤豆、花生放入锅内，加水煮熟，再加入炒熟研碎的芝麻，连续滚沸数次即成，有养血保肝的功效。

头痛、头晕胡言乱语或嗜睡　饮酒过量会使大脑皮层处于不正常的兴奋或麻痹状态，让人失去控制，表现出口齿不清、语无伦次。解救方法是用枸杞子 50 克，羊脑 1 副，将羊脑洗净放入炖锅中加枸杞子，放适量的水，加盐、葱、姜、料酒炖熟即可。

小便频浊或尿潴留　饮酒过量会给肾脏带来负担，还麻痹了膀胱逼尿肌和尿道括约肌，使它们进入"休眠"状态，表现出尿液不能正常排出 (潴留或淋漓不尽)、下腹胀痛等症状。解救方法是用核桃 100 克去壳切碎，大米 200 克，冰糖 200 克加水 2000 克，放入锅内煮熟食用即可。

常食柠檬益处多

柠檬属于冬季果实，味酸微甘，性微寒。柠檬是一种富含维生素 C 的营养水果，能防止牙龈红肿出血，还可减少黑斑、雀斑发生的概率。柠檬皮还有丰富的钙质，所以为了达到理想的效果，最好还是连皮榨汁最有营养。从中医的角度看，柠檬有生津止渴、清热解暑、和胃降逆、化痰止咳的作用。暑热烦渴、感冒伤津、口渴喜饮者，胃气不和、呕哕少食者，痰热咳嗽者，可以生食、绞汁、煎汤，或用盐腌食，每次 100 ~ 200 克柠檬。

柠檬还有以下用途：

预防糖尿病并发症：国外研究发现，柠檬中所含的一种特有成分圣草枸橼苷，可防止白内障等糖尿病并发症的发生。

助消化：饱餐之后，喝杯柠檬茶或柠檬水，有助于消化。柠檬汁中的柠檬酸盐对防治肾结石有疗效，可助慢性肾结石患者排出结石。此外，高浓度的柠檬汁还可在15分钟内杀灭海产贝壳的细菌。常喝柠檬汁可洁白牙齿。

柠檬还是上等的减肥品，"柠檬消肥法"：取柠檬一个，切片，加三碗水连柠檬煮至一碗，加少量白糖，餐后饮服，每周只须喝一次，其间无须节食。

美容作用：柠檬酸可消除皮肤色素沉着。食用时可把新鲜的柠檬汁加白糖或冰糖、蜂蜜饮用，还可防止雀斑及血斑，对治疗齿槽脓肿亦有一定作用。

天气回暖少吃羊肉

立春一过，天气回暖，热气腾腾的涮羊肉、烤羊肉就容易和气候"撞车"，稍不留神就有可能补过了头。

确实，羊肉能助元阳、补精血、疗肺虚、益劳损，是一种优良的温补强壮剂。但进入正月，特别是立春以后，羊肉就不能作为餐桌上的常备佳肴了，否则会对身体不利。

宋代张君房《云笈七签》就指出，"春气温，宜食麦以凉之，禁吃热物。"而羊肉正是"热物"的代表，多吃很可能会上火，导致胃疼、大便干结、咯血、咳嗽、黄痰等症状出现。当然，也不是说一点羊肉也不能吃，偶尔吃一点没什么大碍，如果吃羊肉时能配点萝卜，会减少羊肉的这种燥热。

痛风患者饮食新观点

对痛风病人的饮食建议通常是控制食物中嘌呤的摄入（包括一些富含嘌呤的蔬菜），控制豆类等富含核蛋白食物的摄入。一些学者研究了尿酸水平和食物之间的关系，并得到了不同于传统的结论。

调整饮食结构　国外研究发现，限制热量（每天1600千卡），调整三大营养素比例（碳水化合物占40%，蛋白质占30%，脂肪占30%），食用复杂碳水化合物（如全麦粉、糙米）而非精制碳水化合物（如精制白米、白面），用含单/多不饱和脂肪酸的食物（如坚果、杏仁、花生或花生酱、橄榄油、蓖麻油）替代含饱和脂肪酸的食物（如肉类），不严格限制含嘌呤食物的摄入。在上述饮食干预4个月后，痛风病人的尿酸水平平均下降了18%，同时每月痛风的发作频率也下降了67%。因此，有必要重新调整痛风病人的饮食结构，如减轻体重，限制食物的卡路里和碳水化合物。

限制肉类和海鲜　国外的研究发现，摄入大量的红肉和海鲜可以使尿酸的水平增高。动物来源的食物，特别是红肉类，是饱和脂肪酸的主要来源，饱和脂肪酸可以引起胰岛素抵抗，和痛风密切相关。

适当增加奶制品　健康人群增加奶制品，特别是低脂奶和低脂奶酪可以降低尿酸水平。每天喝两杯以上的牛奶，痛风的发病率可以降低50%。

不回避含嘌呤蔬菜　富含嘌呤的蔬菜很多，包括蘑菇、菠菜、花菜、鲜豌豆、扁豆、四季豆、青豆、芦笋、黑木耳。由于嘌呤含量偏高，很多病人对此类食物敬而远之。不过，台湾的研究表明，同时富含膳食纤维、叶酸和维生素C的蔬菜和水果对痛风病人具有保护作用。因此，适度摄入富含嘌呤的蔬菜并不会增加患痛风的风险。

可以吃豆制品　通常的营养学观点是，豆制品可以导致痛风发作。不过，日本学者的研究结果发现，在健康人群和痛风病人中，豆腐对这两类人群的血清尿酸水平影响并不大，因为所含嘌呤大部分在加工过程中丢失了。

晨练前吃个苹果

很多人都为晨练之前是否要进食而发愁。医生指出，进食过多，胃肠血流灌注加大，会影响食物消化。但如果强忍饥饿锻炼，又会导致血糖降低，出现头晕等症状。正确的方法是，晨练前应进食少量食物，要易于消化，比如面包、饼干、牛奶等，食物重量控制在300克左右，可以根据个人食量进食，不感到饥饿即可。同时，喝杯水能够补充运动中消耗的水分。应注意的是，水果中富含水溶性维生素 C 和矿物质，是晨练之前的必备食物。特别是苹果，不仅能帮您在运动中补充养分，而且对咽喉等部位也有一定的保护作用。

如果锻炼时间在晚上，应该选择在进食 20~30 分钟后运动。如果进食高热量的晚餐，可将锻炼时间选择在晚餐两小时后，同时适当增大运动强度。

后 记

　　《中国剪报》创刊已届而立之年，为了感恩广大读者三十年来的相伴与厚爱，我们编发了两套十六册精选丛书，其中，《中国剪报》精选八册，《特别文摘》精选八册。丛书所编文章全部源自《中国剪报》报纸和《特别文摘》杂志，并按专题分类编辑，一书一专题，与报纸杂志专题栏目相对应，以方便读者阅读与收藏。

　　三十年来，我们已编辑出版《中国剪报》《特别文摘》一报一刊的文字总量约 1.8 亿，本书从中精选出 400 余万字与读者分享。当下，浏览式、碎片化阅读方式流行，我们编撰丛书旨在倡导纸质阅读，引导数字阅读，让梦想与阅读相伴，激情与沉思交替。读书是个人的事，也是社会的事，一个喜欢读书的人，有助于养成沉静、豁达的气质。一个书香充盈的社会，必会有一个向上向善的文明生态。俄裔美籍作家布罗茨基有一句名言："一个不读书的民族，是没有希望的民族。"读书应是人类为了生存和培养竞争能力而行走的必要途径，更是一种社会责任和担当。正是缘于这份责任和担当，剪报人三十年如一日，朝乾夕惕，孜孜不怠地编好报、出好刊，让报刊更多散发着知识魅力、学养魅力和品格魅力，涵养着读书种子生生不息。

丛书编罢，掩卷感恩。首要感恩读者朋友，是你们成就了《中国剪报》三十年辉煌；还要感恩作者，是你们的神来之笔，诠释了生活的真谛，让过往的岁月留下深刻的印记；还要感恩编者，《中国剪报》《特别文摘》的编辑队伍是一支有理想、有抱负、有责任、有担当的优秀团队，其中多数同志受过新闻或中文的研究生学历教育，多年来，他们选编的文章深受广大读者朋友的喜爱；还要感恩新华通讯社对外新闻编辑部原主任、高级记者杨继刚先生为全书的编辑给予了悉心指导；还要感恩新华出版社总编辑要力石先生为丛书的选编、版式、装帧等给予了热忱帮助；还要感恩著名散文大家、人民日报原副总编辑梁衡先生在百忙之中为本书撰写精美的序言；还要感恩梁霄羽先生为丛书的编辑出版付出了大量的辛勤劳动。

丛书付梓，值此，谨向三十年来所有关心和支持《中国剪报》《特别文摘》事业发展的领导和朋友们表示诚挚的谢意！

限于编者水平，本书尚有疏漏之处，恳请批评、教正；尚有部分原作者未及告之，恳请见谅并联系我们，以便寄付稿酬。

阅读有爱，传书有情。当您手里摩挲着这套丛书时，愿您喜爱她，让书香怀袖，含英咀华，滋养浩然之气！

编　者

2015 年 5 月 4 日